Gripe A

Gripe A

Cómo se transmite
Reconocer los síntomas de alarma
Medidas de prevención y tratamiento
Propagación de la pandemia
Los grupos de riesgo

Dr. Josep Vaqué Rafart

Amat
editorial

Autor: Josep Vaqué Rafart
Director de la colección: Emili Atmetlla

ISBN: 978-84-9735-359-5
Depósito legal: B-42.415-2009
Diseño cubierta: XicArt
Maquetación: www.eximpre.com
Impresión: Liberdúplex
Impreso en España - *Printed in Spain*

Índice

Introducción

La gripe es una de las enfermedades más comunes de los seres humanos. Cada año, en España y en todo el mundo occidental, la padece el 20% de la población infantil y el 5-10% de la población adulta. Todas las personas pueden sufrir varios episodios de gripe en el curso de su vida.

Es una infección estacional, propia del otoño e invierno, que se propaga de persona a persona. Se instaura de forma rápida y en cuestión de horas aparecen fiebre y escalofríos, tos, dolor de cabeza y malestar general, entre otros síntomas. Por lo general, la mayoría de los casos tienen un carácter leve y se recuperan de forma rápida y completa, incluso en ausencia de tratamiento médico. Ocasiona un notable aumento de las visitas médicas e incluso de las hospitalizaciones, pues algunas personas de edad avanzada o con enfermedades crónicas pueden presentar complicaciones

Pero la gripe, además de la forma estacional que nos visita cada año, presenta ocasionalmente otra expresión muy diferenciada, la pandémica, que acontece aproximadamente cada 40 años y supone un serio riesgo para la salud de la población.

Los virus gripales son muy diversos y muy adaptables, se hallan en constante evolución y pueden modificar sus características de forma muy rápida. Así, existe la continuada aparición de variantes menores de los virus circulantes, de la que resultan las recurrentes epidemias anuales y, por otro lado, pueden ocurrir cambios mayores que den lugar a nuevos subtipos, frente a los que el ser humano posee escasa o nula inmunidad y que, por ello, poseen un elevado potencial pandémico. Muchos expertos consideran la gripe como la amenaza más seria y significativa para la salud pública que puede causar un patógeno natural.

Una figura ilustre de la medicina española, el Dr. Bartolomé Robert, decía desde la cátedra poco antes de 1894: «*La gripe es una enfermedad conocida desde el siglo XVI en Europa. Se extiende generalmente de Norte a Sur y de Este a Oeste, constituye epidemias y pandemias que se propagan a una velocidad extraordinaria, y son muy pocas las personas que escapan a la infección*». Sin duda tenía muy presente la pandemia de gripe de 1889-1890 que desde Rusia se diseminó por toda Europa. Además, Rusia fue el país desde dónde se extendieron las pandemias en los siglos XVIII y XIX, aunque no necesariamente su punto de origen. Desde 1510 existe documentación sobre pandemias de gripe, si bien la primera claramente registrada ocurrió en 1580.

En el siglo pasado tuvieron lugar tres pandemias: la de 1918 o *gripe española*, producida por el subtipo A(H1N1); la de 1957 o *gripe asiática*, por el virus A(H2N2); y la de 1968 o *gripe de Hong Kong*, por el subtipo A(H3N2).

La fuente o foco inicial de las pandemias de 1957 y 1968 se situó en el sudeste de China. También en esta zona, apareció a finales de 2002, una destacada enfermedad infecciosa, el *Síndrome Respiratorio Agudo Grave* (SARS), o neumonía contagiosa, producida por un *Coronavirus*. Se extendió por 28 países, enfermó a 8.447 personas y ocasionó 811 defunciones. Fue denominada la primera pandemia del siglo XXI.

Poco después, en los años 2003 y 2004, aparecieron en la misma área numerosos casos de gripe humana por el virus de origen aviar A(H5N1), relacionados con los frecuentes brotes de gripe en las granjas de aves domésticas de diversos países del sudeste de Asia, producidos por dicho virus. La extensión de los brotes y la elevada letalidad de los casos humanos, causaron una notable alarma mundial, pues se temía el desarrollo de una pandemia. La alarma comportó, en la mayor parte de los países del mundo, la puesta a punto de programas y planes para hacer frente a tal posible evento.

En marzo de 2009, cuando las agencias de la salud pública todavía se hallaban volcadas en la alarma pandémica provocada por el H5N1, apareció un nuevo virus gripal H1N1, de origen porcino, que de forma muy rápida adquirió propagación sostenida en la comunidad, y dio inicio a una pandemia. El virus se diseminó inicialmente por México y Estados Unidos, y después por todo el mundo. La nueva infección gripal fue denominada *Nueva gripe*. El 11 de junio, la Directora General de la OMS (*Organización Mundial de la Salud*) declaró establecida la situación de pandemia.

La experiencia internacional acumulada durante la primera ola de la pandemia desarrollada de abril a agosto de 2009, ha permitido constatar que las manifestaciones clínicas y la virulencia de la *Nueva gripe*, son similares a las de una gripe estacional de carácter moderado, aunque los grupos de edad más afectados y otras características son diferentes.

Tras las alarmas provocadas por los episodios del SARS y la gripe aviar H5N1, la aparición de la *Nueva gripe* ha creado preocupación en muchas personas, familias y colectivos. En especial, existe incertidumbre sobre como puede evolucionar el problema, y en relación a las medidas preventivas a adoptar. Además, algunas controvertidas opiniones aparecidas en los medios, particularmente en Internet, han añadido cierto desconcierto. En una vertiente positiva, debemos hacer mención a las campañas sobre la *Nueva gripe*, desarrolladas por el Ministerio de Sanidad y Política Social y por las Comunidades Autónomas, que han contribuido a informar a la población sobre las principales medidas para prevenir la transmisión del virus.

El presente libro ha sido elaborado para aquellas personas que deseen mejorar sus conocimientos generales sobre la gripe, así como conocer con cierto detalle algunos aspectos de especial interés, como, por ejemplo, las vacunas indicadas frente a la *Nueva gripe*. Su objetivo es explicar de forma sencilla pero con sólidos fundamentos científicos qué es la gripe estacional, qué son las pandemias y qué es la *Nueva gripe*, haciendo énfasis en los mecanismos de transmisión, y en las medidas de prevención y tratamiento. El libro proporciona información tanto de nivel general como avanzado, con una orientación práctica. En el se ha pretendido reunir las aportaciones científicas más recientes, junto a las recomendaciones sanitarias más contrastadas.

Al final se añade un Glosario en el que se pueden consultar los conceptos técnicos o especializados empleados.

Puntos clave:

- La gripe es una de las enfermedades más comunes de la población.
- Además de la forma estacional anual, puede presentar la forma pandémica, que acontece raramente.
- La pandemia por el virus A(H1N1) de origen porcino, de 2009, ha mostrado tener una limitada gravedad, si bien algunas de sus características son claramente diferentes a las de la gripe estacional.
- Tanto para la gripe estacional como para la pandémica, es muy adecuado, desde el punto de vista social y sanitario que los individuos, familias y empresas, conozcan las medidas preventivas básicas para evitar la infección.

1. Sintomatología de la gripe

Cuadro clínico

La gripe se inicia bruscamente con fiebre, escalofríos, malestar general y tos, que aparecen en cuestión de horas. La fiebre suele ser alta, de 38º a 40º, alcanza su máximo en 24 horas y puede mantenerse durante 3 y 4 días; se acompaña de fuertes dolores en la frente y órbitas, y dolores musculares en la espalda y extremidades. Todo ello obliga a guardar cama. Progresivamente aparecen otros síntomas: tos, que suele ser seca, es decir, sin la emisión de esputos; irritación de garganta con dolor al tragar; dolores en las articulaciones y sensación general de postración. También son frecuentes los estornudos y las mucosidades nasales. Son menos frecuentes el dolor abdominal y la diarrea, las náuseas y vómitos. Otros síntomas como fotofobia, conjuntivitis o sangrado nasal (epistaxis), se presentan raramente.

La intensidad de los anteriores síntomas varía según la edad (véase la tabla 1.1). Así, en los niños los principales síntomas suelen ser: fiebre elevada, tos, dolor de cabeza, mucosidades nasales, náuseas y vómitos y diarrea; en ellos,

los dolores musculares y la sensación de postración son menos frecuentes. A veces sufren complicaciones locales, como otitis y sinusitis. Los lactantes suelen presentar fiebre, alteración del estado general, adinamia (movilidad y tono muscular reducido), vómitos y diarreas. En el cuadro clínico de los adultos destacan los siguientes síntomas: tos, fiebre, dolor de cabeza, dolor al tragar y mucosidades nasales. El dolor abdominal y la diarrea, así como las náuseas y vómitos, son mucho menos frecuentes que en los niños. En las personas mayores, destacan especialmente la tos y la sensación de trancazo, mientras que los otros síntomas son menos frecuentes; la fiebre suele ser escasa.

Síntoma	Niños	Adultos	Personas mayores
Fiebre	+++	+++	+
Tos	++	++++	+++
Dolor de cabeza (cefalea)	++	++	+
Dolores musculares (mialgias)	+	+	+
Postración	+	+	+++
Dolor al tragar (faringitis)	+	++	+
Mucosidades nasales (rinitis)	++	++	+
Dolor abdominal y diarrea	+	–	+
Náuseas y vómitos	++	–	+

++++	Muy frecuente
+++/++	Menos frecuente
+	Poco frecuente
–	Ausente

Tabla 1.1. *Intensidad de los síntomas de la gripe según la edad*
Fuente: Cox NJ, Subbarao K. Lancet. 1999

El cuadro suele evolucionar espontáneamente hacia la curación. La recuperación se produce entre tres y cinco días después del inicio, si bien algunas personas pueden requerir hasta siete días. También es posible que algún síntoma, como la tos y el malestar general, se prolonguen durante una o dos semanas más. Tras el episodio, es frecuente la astenia o cansancio postgripal.

Gran parte de los casos no requieren asistencia médica, pues el cuadro es benigno y una vez establecido, el cortejo de síntomas evoluciona sin problemas hacia la curación. Sin embargo, ante la presencia de cualquiera de los siguientes síntomas es indispensable realizar una consulta con el médico:

- fiebre persistentemente elevada
- dificultad respiratoria
- dolor torácico
- piel de color grisáceo o azulado
- esputos de color rosado o sanguinolentos
- mareos persistentes
- confusión u obnubilación
- vómitos intensos
- hipotensión arterial.

De forma semejante, en los niños debe vigilarse la presencia de: inapetencia o falta de consumo de líquidos, somnolencia y falta de interacción, irritabilidad, y pérdida de las ganas de jugar.

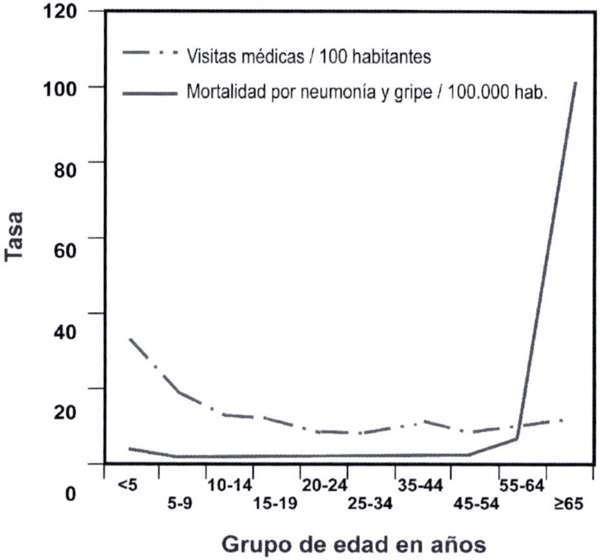

Figura 1.1. *Tasas de visitas médicas por gripe y mortalidad por neumonía y gripe, en las temporadas gripales de 1978 a 1989. Houston (EEUU)*
Fuente: Glezen WP. Epidemiol Rev 1996;18:73

La gripe estacional afecta a todos los grupos de edad, aunque los niños presentan la tasa más elevada. En la figura 1.1, elaborada por WP Glezen tras analizar los datos de diversas temporadas gripales en Houston (EEUU), puede verse que las tasas más elevadas de visitas médicas corresponden a los menores de 10 años, en especial a los de menos de 5 años. A partir de los 10 años y hasta los 65, la tasa de visitas se mantiene bastante estable aunque con oscilaciones. En los niños, la gripe estacional ocasiona muchas visitas médicas, pero la mortalidad es reducida. En cambio, en las personas mayores, que registran una baja tasa de infecciones y visitas, la mortalidad es muy elevada.

En dicha figura puede observarse que la mortalidad se eleva intensamente a partir de los 65 años.

En resumen, la gripe estacional es una enfermedad que afecta predominantemente a los niños, que la superan sin dificultades, pero las complicaciones y defunciones se concentran en las personas mayores. Por este motivo es muy importante prevenir la gripe en los mayores, y a este efecto en todos los países se les ha asignado gran prioridad en las campañas de vacunación antigripal. El elevado riesgo de complicaciones se debe a la disminución natural de la inmunidad que acompaña a la edad avanzada y a la coexistencia de enfermedades crónicas.

Las formas leves con síntomas mínimos, por ejemplo, solo con tos, malestar general y mucosidades nasales, son frecuentes, aunque difíciles de reconocer como gripe, pues pueden producirlas otras enfermedades respiratorias comunes. A menos que ocurra un brote localizado de casos, no se realizan pruebas de laboratorio para su adecuada identificación. La presencia de fiebre y afectación general permiten diferenciar la gripe de otros procesos, como el resfriado común, la bronquitis aguda o la faringitis.

El cuadro clínico de la *Nueva gripe*, es muy similar al anteriormente descrito. Por lo general, la fiebre sube rápidamente hasta los 39°, el dolor de cabeza y los dolores musculares son intensos, la tos es seca y las mucosidades escasas, y la sensación de fatiga o cansancio es elevada. Los cuadros con sintomatología mínima son muy frecuentes, en especial en niños y jóvenes.

Diagnóstico

Existen diversas pruebas de laboratorio para el diagnóstico de la gripe. Las principales son:

a) El aislamiento viral mediante cultivo. Es un método lento y requiere un laboratorio de alto nivel técnico, pero permite una clara identificación del virus, así como conocer su sensibilidad a los antivirales.

b) La detección del ARN viral mediante la prueba de PCR. Permite identificar los subtipos y cepas virales. Se ha implantado extensamente en España y en todo el mundo para confirmar el diagnóstico de los casos sospechosos de gripe A(H1N1) de 2009.

c) Pruebas rápidas, que en 30 minutos permiten detectar el tipo de virus A o B, pero no proporcionan ninguna información sobre el subtipo.

d) Serología, que a través de la cuadriplicación del título de anticuerpos entre muestras de la fase aguda y de la convalecencia permite realizar el diagnóstico.

Las dos primeras pruebas son las más útiles en la etapa aguda de la enfermedad; se realizan sobre muestras de aspirado o hisopado nasal o faríngeo obtenidas en los primeros días de la enfermedad.

En nuestro entorno sanitario el diagnóstico de laboratorio de la gripe ha sido generalmente poco utilizado. El motivo es que la atención especializada o la hospitalización de los casos se realiza para el diagnóstico y asistencia de las sobreinfecciones bacterianas u otras complicaciones secundarias de la gripe, y no para la identificación de la gripe. Recientemente esta situación ha cambiado, debido a que en la actual pandemia por el virus H1N1, se ha implantado el criterio de realizar pruebas diagnósticas a todos los casos graves o sospechosos de presentar dicha gripe.

Grupos de riesgo

La gripe estacional suele ser benigna y autolimitada, pero en ciertos grupos de población, denominados de riesgo, o de riesgo clínico, puede dar lugar a complicaciones que obligan a la hospitalización y que a veces son causa de muerte. Estos grupos son:

- Las personas de 65 o más años de edad
- Los residentes en centros geriátricos y centros para enfermos crónicos
- Los señalados en la tabla 2.1, que son los grupos de riesgo propios de la *Nueva gripe*.

Las complicaciones también aparecen en la población general con gripe, pero en una tasa muy inferior a la de los grupos de riesgo.

En la tabla 2.1 se presentan los grupos de riesgo de la *Nueva gripe*, que son muy similares a los de la gripe estacional, con tres importantes diferencias:

- Como la *Nueva gripe* afecta poco a las personas mayores, los dos grupos de riesgo según edad característicos de la gripe estacional (personas de 65 o más años de edad y residentes en centros geriátricos), no han sido incluidos en la tabla 2.1.

- Las mujeres embarazadas son un destacado grupo de riesgo de la *Nueva gripe*, pues en ésta la frecuencia relativa de complicaciones es mayor que en la gripe estacional.
- Las personas con obesidad mórbida son un grupo de riesgo singular de la *Nueva gripe*, que hasta ahora no ha sido descrito en la gripe estacional.

- *Mujeres embarazadas*
- *Enfermedades cardiovasculares crónicas (excluida la hipertensión)*
- *Enfermedades respiratorias crónicas (incluyendo displasia bronco-pulmonar, fibrosis quística y asma moderada-grave persistente)*
- *Diabetes mellitus tipo I y tipo II con tratamiento farmacológico*
- *Insuficiencia renal moderada-grave*
- *Hemoglobinopatías y anemias moderadas-graves; asplenia*
- *Enfermedad hepática crónica avanzada*
- *Enfermedades neuromusculares graves*
- *Pacientes con inmunosupresión (incluida la originada por infección por VIH o por fármacos o en los receptores de trasplantes)*
- *Obesidad mórbida (índice de masa corporal igual o superior a 40)*
- *Niños/as y adolescentes, menores de 18 años, que reciben tratamiento prolongado con ácido acetilsalicílico, por la posibilidad de desarrollar un síndrome de Reye*

Tabla 2.1. *Condiciones y enfermedades que constituyen los grupos de riesgo de presentar complicaciones en caso de padecer la Nueva gripe.*

Según el documento: «Actuaciones ante la detección de casos de infección por nuevo virus de la gripe A (H1N1)», del Subcomité de Vigilancia. Ministerio de Sanidad y Política Social. Madrid.

Recientemente, el CDC europeo (*European Centre of Disease Prevention and Control*) ha señalado como otro grupo de riesgo a los «niños pequeños (especialmente los de menos de 2 años)», en razón a los antecedentes de anteriores pandemias y a lo observado en la presente. Por tanto, corresponde incluirlos en la lista de la tabla 2.1.

Complicaciones de la gripe

Las principales complicaciones son la neumonía viral primaria, la neumonía por sobreinfección bacteriana, y la exacerbación o descompensación de las enfermedades crónicas.

La neumonía viral primaria es muy poco frecuente en la gripe estacional, en cambio, es la más común en la pandémica. Aparece de forma rápida entre el tercer y quinto día del inicio de la enfermedad. Suele presentarse en pacientes con enfermedad pulmonar obstructiva crónica, cardiopatías, obesidad mórbida o en embarazadas. En la *Nueva gripe* con frecuencia se observan casos en personas jóvenes previamente sanas. Muchas veces evoluciona rápidamente y el paciente debe ser ingresado en UCI.

La neumonía secundaria bacteriana aparece cuando los síntomas de la gripe empiezan a mostrar cierta mejoría. Suele presentarse en personas de edad avanzada durante la gripe estacional, en especial las que padecen enfermedades crónicas. Su causa es una sobreinfección por bacterias como el neumococo, el estafilococo y otras. Para hacer frente a estas infecciones, es usual que el paciente sea tratado con antibióticos. Su pronóstico es menos severo que el de la neumonía viral primaria.

La gripe descompensa las enfermedades subyacentes como la enfermedad pulmonar obstructiva crónica, la insuficiencia cardiaca, la diabetes y otras. En las personas mayores, esta descompensación constituye la principal causa de hospitalización y muerte asociada a la gripe estacional. En España, estimamos que con motivo de la gripe estacional cada año fallecen unas 2.500-3.000 personas por neumonía secundaria bacteriana, y otras 4.500-5.000 por descompensación de enfermedades crónicas.

Además de las anteriores, en la gripe pueden presentarse otras complicaciones, como miocarditis, pericarditis, encefalitis y Síndrome de Guillain-Barré, aunque son muy poco frecuentes.

Tasas de ataque

El porcentaje de personas que durante el curso de una epidemia o pandemia de gripe presentan síntomas, se denomina *tasa de ataque clínica*, y permite conocer la magnitud de la afectación en la población. Por ejemplo, durante la segunda ola de la pandemia de 1918, la tasa de ataque fue del 25% en diversas ciudades europeas. Desde entonces, esta cifra sido considerado como la esperable en una pandemia. Se obtiene mediante encuestas por entrevista directa o por teléfono realizadas a la población.

Más de la mitad de las personas infectadas por la gripe no presentan síntomas, es decir, tienen una infección subclínica o inaparente, que únicamente se traduce en cambios serológicos, que significan la aparición de anticuerpos o defensas ante el virus. Este porcentaje de personas con cambios se puede detectar mediante estudios seroepidemiológicos realizados sobre muestras representativas de la población. Como todas las personas infectadas tienen cambios serológicos, presenten o no síntomas, la *tasa de ataque serológica* permite conocer el porcentaje de población que en un momento concreto de una epidemia o pandemia ha resultado infectada. Según lo comentado, esta tasa acostumbra a ser el doble de la tasa de ataque clínica. Por lo tanto, en la segunda ola de la pandemia de 1918, el porcentaje de infectados seguramente fue del 50%.

Puntos clave:

- La gripe se inicia bruscamente con fiebre, escalofríos, malestar general y tos. La intensidad de los síntomas muestra importantes variaciones según la edad.
- La gripe suele evolucionar espontáneamente hacia la curación. La recuperación se produce entre tres y cinco días después del inicio.
- La presencia de fiebre persistentemente elevada, dificultad respiratoria o dolor torácico, comportará siempre una consulta con el médico.
- La gripe estacional afecta predominantemente a los niños, que la superan sin dificultades. En cambio, las complicaciones y las defunciones ocurren mayoritariamente en las personas mayores.
- La neumonía viral primaria es una complicación que prácticamente sólo aparece en la gripe pandémica, mientras que la neumonía por sobreinfección bacteriana es típica de la gripe estacional en las personas mayores.
- La descompensación de las enfermedades crónicas es la principal causa de hospitalización y muerte atribuible a la gripe estacional.

2. Transmisión de la gripe

¿Cuánto tiempo sobrevive el virus en el medio ambiente?

Los virus gripales pueden sobrevivir desde minutos a horas y días en el medio ambiente:

- En las manos: hasta 5 minutos
- En agua a 22° C: 4 días; a 0° C: 30 días
- En agua o alimentos a 60° C: 30 minutos
- En superficies duras, no porosas: 24-48 horas
- En cartón, papel o tejidos: 8-12 horas.

Esta notable supervivencia da lugar a que si las medidas de limpieza y desinfección no son las adecuadas, puede producirse una elevada diseminación de los virus en los entornos donde hay personas infectadas. Así, en un reciente estudio desarrollado en EEUU se detectaron virus gripales en el 23% de los objetos inanimados de una guardería infantil, y en el 60% de los objetos de los hogares con un niño enfermo.

Los antisépticos habituales, como el alcohol de 70°, las soluciones y geles a base de alcohol, la povidona yodada al 10%, y los desinfectantes como la lejía a 1.000 partes por millón, inactivan los virus. También los inactiva el calor. La temperatura superior a 60° de lavavajillas y lavadoras, y las temperaturas habituales de cocción, asado y fritura, son suficientes para su destrucción.

El frecuente lavado de manos es una medida esencial para evitar la transmisión de los virus gripales. Basta un lavado con agua caliente y jabón durante unos 20 segundos. La utilización de un preparado a base de alcohol es también muy efectiva.

¿Cómo se transmite la gripe?

En el ser humano, la puerta de entrada principal de los virus gripales son las mucosas de las vías respiratorias (de la cavidad nasal, laringe, bronquios y tráquea), aunque también pueden penetrar por la mucosa bucal y las conjuntivas.

Su transmisión se produce por contacto íntimo o marcada proximidad física entre personas, a partir de las secreciones respiratorias emitidas por los sujetos enfermos. Existen tres mecanismos de transmisión (véase la figura 1.2): por contacto con un enfermo o con material contaminado, mediante gotas respiratorias emitidas por un enfermo y, raramente, por vía aérea.

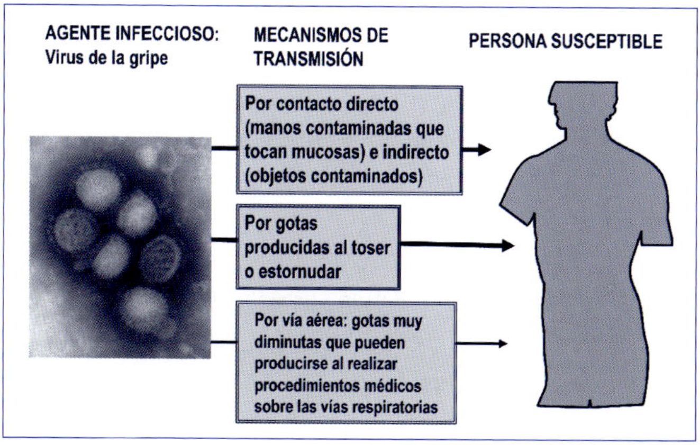

Figura 1.2. *Transmisión de la gripe*
Imagen del virus H1N1: Influenza Laboratory. CDC. 2009

La transmisión por contacto se produce cuando las secreciones respiratorias de un paciente son transferidas, mediante las manos (contacto directo), o con algún objeto (contacto indirecto), a las mucosas de una *persona susceptible*, es decir que no tiene inmunidad frentre a la gripe. Esta transferencia la puede producir el propio paciente, o bien una persona sana que, después de contactar con un enfermo, o con algún objeto o superficie contaminada, deposita el virus en sus propias mucosas (autoinoculación) o en las de otras personas (infección cruzada).

El segundo mecanismo se refiere a las gotas que se producen al toser, estornudar o hablar. Pueden llegar a un metro de distancia y penetrar en las vías respiratorias de una persona expuesta. Basta la inhalación de tres partículas virales para adquirir la infección. En la figura 2.2 se puede observar que al toser o estornudar se forma una nube o aerosol de gotas de diversos tamaños. Si en un local existen deficiencias en la ventilación o la recirculación del aire, de manera que los aerosoles humanos no sean aspirados o expulsados rápidamente hacia el exterior, las gotas pueden llegar fácilmente a las personas cercanas al foco emisor.

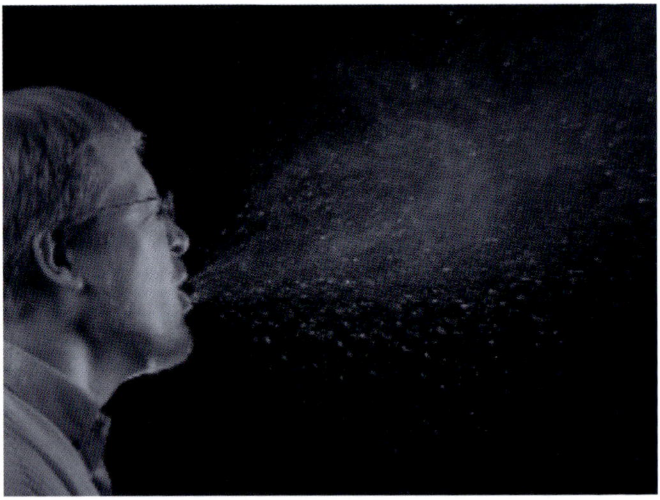

Figura 2.2. *Nube de gotas que se produce al toser o estornudar*
Fuente: http://nuovainfluenza.blogspot.com/

La transmisión del virus por el aire, a distancia, mediante gotitas muy pequeñas o núcleos goticulares que pueden alcanzar de 10 a 15 metros de distancia, es inhabitual. Puede producirse en locales cerrados, al realizar procedimientos sobre las vías respiratorias de pacientes, como una traqueotomía, aspiración de secreciones, broncoscopia o maniobras de reanimación, que puedan generar aerosoles de gotitas muy finas. Las personas que realizan estos procedimientos deben usar protectores respiratorios de alta eficacia para evitar una posible infección. Los sistemas de climatización de locales no diseminan los virus debido a que estos no se desplazan por el aire, pues las referidas pequeñas gotitas enseguida se desecan y depositan en el suelo o en los filtros de los equipos.

Las heces de los pacientes con gripe podrían ser una fuente de virus. No existen muchos estudios al aspecto, pero en todo caso se recomienda realizar una escrupulosa desinfección de los baños usados por los pacientes, y el adecuado mantenimiento de la higiene personal en los pacientes con diarrea, especialmente los niños.

¿Quién transmite la gripe?

Las enfermedades infecciosas que se transmiten entre humanos son propagadas por los *enfermos* y por los *portadores*:

- Se llama *enfermo* a la persona que presenta síntomas de una determinada enfermedad. Es bien conocido que los casos de fiebre tifoidea, sarampión o gripe, y de muchas enfermedades infecciosas, diseminan el correspondiente agente infeccioso.
- Se llama *portador* a la persona que sin presentar síntomas disemina microorganismos. Algunos agentes infecciosos son diseminadas por portadores durante semanas o meses, como ocurre con el meningococo, y otros durante años, como ocurre con el virus de la hepatitis B.

Los virus gripales son transmitidos fundamentalmente por los enfermos y, de forma pasajera por aquellos que se hallan en fase de incubación de la enfermedad. No tiene portadores ni a corto ni a largo plazo. Las formas con síntomas más intensos y graves suelen ser más transmisibles que las moderadas o leves. Las formas subclínicas e inaparentes propagan poco la infección. Tras la curación de la gripe cesa por completo la transmisión del virus.

La propagación se produce durante el *período de transmisibilidad* de la infección, o intervalo de tiempo en que sujeto es infeccioso. En la gripe este periodo comienza un día antes del inicio de los síntomas y finaliza 5-7 días después, o al resolverse la sintomatología. En el breve plazo, previo a los síntomas, en que se pueden diseminar virus, el sujeto puede ser considerado como un fugaz portador de la gripe. Este fenómeno, contribuye a que la gripe se extienda de forma muy rápida y sea de difícil control con las medidas clásicas de la salud pública, como el aislamiento de los enfermos, pues cuando el caso es detectado, ya se ha iniciado la propagación.

Los niños son grandes transmisores de la gripe, debido a que en sus secreciones respiratorias eliminan el virus en mayor cantidad y durante más tiempo. La reanudación de la actividad escolar tras vacaciones y pausas, constituye un factor esencial para la extensión de la gripe, pues los niños son sus principales diseminadores en la comunidad donde aceleran la transmisión local, mientras que los adultos extienden la infección a grandes distancias. Las familias con niños en edad escolar presentan las tasas más elevadas de infección. Los escolares, los adolescentes y los empleados que en sus actividades diarias mantienen muchos contactos y tienen mucha movilidad son los principales diseminadores de la gripe. Los ancianos y los niños de corta edad se hallan en el punto final de la cadena de transmisión y no son los introductores de la infección en los hogares ni en la comunidad.

Puntos clave:

- Los virus gripales puede sobrevivir horas y a veces días en el medio ambiente.
- Los antisépticos y los desinfectantes habituales, así como el calor, destruyen fácilmente los virus gripales.
- La transmisión de los virus gripales puede producirse por contacto, cuando a través de las manos o mediante algún objeto contaminado, las secreciones respiratorias de un paciente llegan a las mucosas respiratorias de una persona sana.
- La transmisión también puede producirse mediante las gotas expelidas por un enfermo al toser, estornudar o hablar, que llegan a las mucosas respiratorias de una persona sana que está muy próxima a él.
- La transmisión a distancia a través del aire es muy infrecuente, aunque puede producirse en procedimientos asistenciales sobre las vías respiratorias que generen aerosoles de gotitas muy finas.
- Los virus gripales son transmitidos por las personas enfermas o las que se hallan en fase de incubación de la enfermedad. Tras la curación de la gripe cesa por completo la transmisión del virus.
- Los niños son los principales diseminadores de la gripe en la comunidad, mientras que los adultos la transportan a grandes distancias.

3. La gripe estacional y las pandemias. La pandemia de 2009

La gripe estacional

Como es bien conocido, en los países de clima templado, las infecciones intestinales son propias de los meses calurosos, y la gripe y otras infecciones respiratorias comunes, son propias del otoño e invierno. La disminución de la temperatura y la humedad ambiental, el hacinamiento y la formación de aglomeraciones, así como la menor ventilación de los locales, y la reducción de los niveles de luz solar, son algunos de los factores que intervienen en la aparición anual de la gripe.

En los trópicos los virus se diseminan y producen casos de gripe durante todo el año. Fuera de estas zonas, la gripe sigue un patrón estacional que depende de la latitud. En el hemisferio norte la gripe se presenta de noviembre a marzo y en el hemisferio sur de abril a septiembre (véase la tabla 1.3). Hay años en que la gripe se solapa entre ambos hemisferios. Las cepas virales que circulan de forma dominante pueden ser diferentes en cada hemisferio. Sin embargo, no son independientes, pues existe una clara interacción entre los virus estacionales de ambos hemisferios. Lo previsible es que las cepas que más circulan en un continente, pasen a circular en la próxima estación gripal del otro.

Características	Gripe estacional	Gripe pandémica A(H1N1) 2009
Diseminación viral con casos y epidemias de gripe	Hemisferio norte: de noviembre a marzo Hemisferio sur: de abril a septiembre	Hemisferio norte: primera oleada leve de abril-agosto y se espera una segunda oleada moderada en otoño-invierno Hemisferio sur: primera oleada moderada de abril-agosto
Grupos de riesgo de complicaciones	Personas de 65 y más años Personas con enfermedades crónicas. Embarazadas	Los mismos grupos, más riesgo especial en las embarazadas y personas con obesidad mórbida
Periodo de incubación	1-3 días	1-4 días
Periodo de transmisibilidad	Desde un día antes de los síntomas hasta 5-7 después	Desde un día antes de los síntomas hasta 5-7 después
Transmisibilidad	Ro = 1,5	Ro = 1,6-2,0
Cuadro clínico	Típico de la gripe	Típico de la gripe
Grupos de edad con mayores tasas de gripe	Menores de 10 años	Menores de 30 años
Necesidad de cuidados intensivos	Limitada	Elevada en subgrupos de pacientes jóvenes con neumonia grave progresiva
Grupos de edad con mayor mortalidad	Mayores de 65 años	De 20 a 50 años y menores de 4 años
Circulación viral	A(H3N2), A(H1N1) 1977 y B	Virus A(H1H1) 2009 preponderante

Tabla 1.3. *Comparación de las principales características entre la gripe estacional y la pandémica A(H1N1)*

La gripe estacional puede producir casos esporádicos y brotes en escuelas, cuarteles, centros geriátricos y otros centros, y fenómenos más extensos de tipo epidémico en la comunidad. Casi todos los años se producen epidemias de gripe que afectan a extensas zonas territoriales. En algunos años la tasa de ataque clínica puede alcanzar al 10-20% de la población. A nivel de cada Comunidad Autónoma española, el sistema de vigilancia epidemiológica de los médicos centinela, determina la tasa semanal de casos de síndrome gripal y establece cuando se ha alcanzado el nivel epidémico, es decir, comunica el momento en que en una Comunidad existe la situación de epidemia de gripe.

En la gripe, el *periodo de incubación*, o intervalo de tiempo entre el inicio de la exposición al agente infeccioso y la aparición del primer signo o síntoma de la enfermedad, es de 1 a 3 días (véase la tabla 1.3). Es un periodo muy corto, debido a que el virus, después de entrar, se disemina y multiplica de forma muy rápida en el organismo humano y enseguida aparecen los síntomas.

La transmisibilidad del virus o capacidad para pasar de una persona a otra se mide con el *número básico de transmisión*, que es la cifra media de casos producida por una persona que padece una determinada infección, cuando entra o penetra en un grupo o comunidad que no tiene ninguna inmunidad frente a la misma. Se abrevia con el símbolo Ro. Su valor es de 1,5 en la gripe estacional. Indica que cada paciente con gripe produce de 1 a 2 casos. Es una cifra baja si se la compara, por ejemplo, con el Ro del sarampión que es de 15; es decir, cuando no existía la vacunación contra esta enfermedad, cada caso de sarampión producía una media de 15. La transmisibilidad de la gripe es baja en relación a la de las infecciones comunes propias de la infancia, como el citado sarampión, la rubéola, la parotoditis, la tosferina y otras.

La gripe, a pesar de que cada caso infecte a pocos, se disemina rápidamente en la población. Se debe fundamentalmente a que el periodo de tiempo que requiere el virus para multiplicarse en una persona y pasar a otra, o tiempo entre caso y caso, es corto, de 1 a 3 días. También a que en algunas personas el virus se empieza a diseminar antes de que aparezcan los síntomas, como se ha comentado en el capítulo precedente. Y además, a que bastan unas pocas partículas virales para producir la infección

Las categorías de edad más afectadas por la gripe estacional son los menores de 10 años, mientras que las complicaciones y mortalidad se concentran de forma especial en las personas de más de 65 años (véase la figura 1.1).

La gripe estacional es producida por los virus gripales de linaje humano que circulan durante el otoño e invierno. Desde hace más de 30 años circulan cepas de los subtipos H3N2 y H1N1 del virus A, además del virus B (véase la tabla 2.3).

Pandemias y gripe estacional	Años	Área geográfica de origen	Subtipo/ cepa de virus gripal causal	Número total de muertes en el mundo	Tasa de letalidad (%)*
Gripe española	1918 - 1919	Probablemente en Haskell County, Kansas (EEUU)	A(H1N1)	50 millones	2-3,5%
Gripe asiática	1957 - 1958	Sur de China	A(H2N2)	4-5 millones	<0,2%
Gripe de Hong Kong	1968 - 1969	Sur de China	A(H3N2)	1 millón	<0,2%
Nueva gripe. Gripe pandémica de 2009	2009-2010**	Los primeros casos ocurrieron en México y en California (EEUU)	A(H1N1) 2009	3.917 muertes desde el inicio en abril hasta el 20 de septiembre de 2009***	<0,3%
Gripe estacional	Cada año	–	A(H3N2), A(H1N1) 1977 y B	250.000 - 500.000 por año	<0,4%

* Tasa de letalidad (%) = número de defunciones sobre el total de personas enfermas, expresada en porcentaje.
** Muy probable circulación viral y epidemias en 2010.
*** Según los datos facilitados por la OMS.

Tabla 2.3. *Pandemias de gripe y gripe estacional*

Las pandemias y su origen

Las pandemias aparecen cuando se establece algún cambio mayor en los virus circulantes y el nuevo virus se propaga con éxito en el ser humano. Tales cambios se pueden producir por mutaciones adaptativas o por reordenación genética (véase el capítulo 7). En las tres pandemias del siglo pasado, la de 1918 fue debida a la transmisión completa al ser humano de un virus aviar A(H1N1), que mediante mutaciones adaptativas pasó a constituir un nuevo linaje viral humano. Las otras dos, de 1957 y 1968, fueron debidas a reordenaciones entre el virus humano circulante en aquel año y virus aviares. En las tres ocasiones se produjo la emergencia de un virus que contaba con una nueva HA (hemaglutinina), y en dos contaba con nuevas hemaglutinina y neuraminidasa (HA/NA).

La emergencia de virus con nuevos antígenos de superficie HA y NA, al que la mayor parte de la población no ha sido expuesta, es decir, no posee inmunidad o defensas y la susceptibilidad es prácticamente universal, supone un gran riesgo para el ser humano, pues puede diseminarse con gran facilidad.

De todas maneras, se requieren una serie de condiciones para que un nuevo virus se convierta en pandémico, pues pudiera ocurrir que apareciera un nuevo virus dotado de nuevos antígenos HA y NA, pero que no lograra multiplicarse en el ser humano. O que a pesar de tener una buena adaptación, no fuera capaz de mantener una propagación sostenida en la comunidad.

Según los criterios clásicos, para que ocurra una pandemia es necesaria la concatenación de tres requisitos:

a) La emergencia de un virus influenza con una nueva HA o una combinación de nuevas HA/NA,

b) Que el virus tenga capacidad de replicarse en humanos

c) Que se transmita de forma eficiente de persona a persona.

La HA de las tres anteriores pandemias procedía del *reservorio natural* de los virus gripales constituido por las aves salvajes y, en consecuencia, hasta el presente año 2009 se creía que las pandemias requerían la incorporación de HA de origen aviar. La hipótesis existente era que todo ciclo pandémico partía de virus que desde el citado reservorio infectaban a aves domésticas (véase la vía A de la figura 1.3), para luego reordenarse en el cerdo y de aqui pasar al ser humano. Hasta hace pocos años se pensaba que esta vía había dado origen a las tres pandemias del siglo pasado, pero en actualmente se cree que sólo originó las de 1957 y 1968.

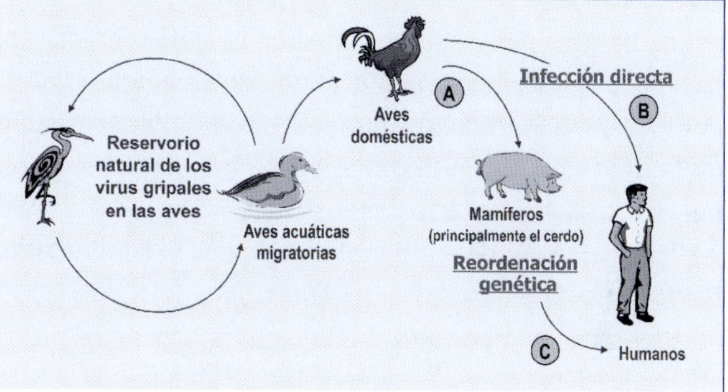

A: Vía que posiblemente dió origen a las pandemias de 1957 y 1968.

B: Vía que desde 2003 hasta la actualidad ha producido los casos de gripe humana por el subtipo aviar A(H5N1), y que posiblemente originó la pandemia de 1918.

C: Vía originadora de la pandemia de 2009 por el subtipo porcino A(H1H1)

Figura 1.3. *Transmisión interespecies de los virus gripales.*

En los años 2003-2005, al tener conocimiento de las docenas de casos de infección humana por el subtipo aviar H5N1, en personas expuestas a aves de corral, se tuvo evidencia firme de que los virus aviares podían llegar directamente al hombre sin pasar por el cerdo (vía B). La reciente información científica de que la pandemia de 1918 fue debida a la transferencia directa de un virus aviar al hombre, ha reforzado la plausibilidad de la vía B, tanto para originar casos como pandemias.

Y en el presente año, se ha observado que para desarrollar una pandemia no era necesaria la incorporación de material genético aviar, ni la intervención de aves, puesto que la actual ha sido generada por un virus porcino reordenado, que ha pasado directamente del cerdo al hombre (vía C de la figura 1.3). Además, el nuevo virus no ha consistido en la aparición de un nuevo subtipo viral, en base a una nueva HA, sino en la reaparición de una H1 que entre 1918 y 1957 mantuvo una estrecha relación con el ser humano. Por lo tanto, la emergencia del nuevo virus H1N1 de 2009 ha supuesto un importante cambio en los conceptos hasta ahora vigentes sobre el origen de las pandemias.

Las pandemias del siglo XX

En el pasado siglo ocurrieron tres relevantes pandemias (véase la tabla 2.3):

Pandemia de 1918 o *Gripe española*. Produjo tres olas; la primera, en los meses de mayo-junio, la segunda, en septiembre-diciembre, y la tercera, en febrero-abril de 1919. Probablemente se originó en Haskell County, estado de

Kansas, EEUU, donde en múltiples campamentos militares se hacinaban miles de soldados en periodo de instrucción para acudir a los frentes europeos de la Primera Guerra Mundial. Produjo la muerte de unos 50 millones de personas. En España fueron 260.000. La letalidad de la segunda ola, u «ola asesina» fue del 2-3,5%, valor realmente muy elevado para la gripe.

Recibió la denominación de *Gripe española* de forma equivocada, pues no se originó en España. Fue debido a que en España, país neutral en aquel conflicto bélico, se publicaban libremente las cifras de afectados. En cambio, en los países beligerantes, como Francia, Inglaterra, Alemania y EEUU, se censuraba la información. Y ello se interpretó como si la gripe fuera un fenómeno exclusivo de España, cuando en realidad tuvo una elevada extensión y virulencia en aquellos otros países.

Pandemia de 1957 o *Gripe asiática*. Produjo dos olas; la primera, en los meses de septiembre-noviembre y la segunda en enero-febrero de 1958. La primera tuvo una expresión clínica leve y la segunda fue de mayor gravedad aunque sin llegar a la de 1918. Se originó en el sudeste de China. Produjo la muerte de 4-5 millones de personas. Su letalidad fue baja, inferior al 0,2%. La emergencia de este virus, provocó que el H1N1 de 1918 dejara de circular.

Pandemia de 1968 o *Gripe de Hong Kong*. También se la denominó: la pandemia moderada. Evolucionó según dos olas de afectación moderada: la primera en los meses de febrero-marzo y la segunda en diciembre-enero de 1969.

Se originó en el sudeste de China. Produjo la muerte de 1 millón de personas. Su letalidad fue inferior al 0,2%. La emergencia de este virus, provocó que el H2N2 de 1957 dejara de circular.

A inicios del presente siglo XXI, se hablaba del «*sospechoso silencio de la gripe*», pues según los registros históricos es esperable una incidencia media de tres pandemias por siglo, y ya se llevaban muchos años sin fenómenos pandémicos. Como el intervalo interpandémico máximo registrado en los tiempos modernos es de 39 años, desde el punto de vista estadístico se esperaba la aparición de una pandemia a inicios del presente siglo. Un especialista inglés, CW Potter, incluso señaló que debía ocurrir antes de 2008. Con la reaparición en 2003 del agresivo virus aviar H5N1, parecía claro que este virus iba a ser el agente causal de la pandemia.

Fases de una pandemia

La OMS definió en el año 2004 las seis fases por las que un nuevo virus gripal se disemina hasta llegar a la situación de pandemia. Las ha revisado en 2009 y ha añadido dos fases posteriores. Las fases son las siguientes:

Fase 1: Ha aparecido un nuevo virus que circula en animales, si bien no se ha informado de la existencia de casos humanos.

Fase 2: El virus circula en animales domésticos y salvajes, y aparece algún caso en humanos. Se considera que existe potencial pandémico para el ser humano.

Fase 3: Aparecen casos esporádicos y algún pequeño brote en humanos, pero no existe transmisión sostenida en la comunidad ni brotes comunitarios. El contagio entre humanos se produce de forma limitada y bajo circunstancias específicas.

Fase 4: El virus es capaz de transmitirse en la comunidad y producir brotes comunitarios. En esta etapa aumenta el riesgo de que se desate una pandemia, pero no necesariamente significa que sea inminente.

Fase 5: El virus se disemina de forma sostenida y causa brotes comunitarios en al menos dos países de una misma región del mundo (según la división en regiones de la OMS). La declaración de esta fase es un mensaje claro de que la pandemia es inminente, y de que se dispone de poco tiempo para contener la infección.

Fase 6: En adición a los criterios de la fase 5, el virus ha producido brotes comunitarios en al menos un país de otra región del mundo. Infección humana extensa. Fase de pandemia establecida.

Fase postpandémica: Después de alcanzar un pico máximo, los niveles pandémicos de la enfermedad se reducen en la mayor parte de los países. No obstante, es incierto si se producirán nuevas oleadas de la enfermedad.

Fase de recuperación: La actividad gripal retorna a los niveles normales de la gripe estacional.

La gripe por el virus A(H1N1) de 2009

El nuevo virus

A finales de marzo de 2009 fue aislado un nuevo virus de la gripe A(H1N1) de origen porcino en un niño de 10 años y una niña de 9, con un síndrome gripal leve. Las manifestaciones clínicas se habían iniciado en los días 28 y 30 de marzo. Los niños residían en poblaciones próximas del sur de California (EEUU). No existía ningún nexo familiar, educativo, de transportes, o de otro tipo entre ambos. La ausencia de exposición conocida a cerdos por parte de los niños, sugería la posibilidad de que en la zona existiera transmisión de persona a persona.

Se determinó que el virus aislado en cada niño, además de ser muy similar, presentaba una composición genética que no había sido identificada antes, ni en virus porcinos ni en humanos, tanto en los EEUU como en otros países, según los análisis de secuencias genómicas disponibles en las bases de datos internacionales.

Los segmentos genómicos del nuevo virus procedían de linajes porcinos conocidos. Tanto en Europa como en los EEUU, el virus H1N1 de linaje humano causante de la pandemia de 1918 pasó al cerdo poco tiempo después de emerger. En EEUU este virus fue denominado «*cepa porcina clásica*», y circuló de forma antigénicamente estable hasta los años 90 del siglo pasado. En 1997-1998 experimentó una reordenación genética con un virus humano H3N2 contemporáneo y un virus influenza aviar de subtipo desconocido, de lo que resultó un virus con una reordenación triple: porcina, humana y aviar, que desde entonces circula en los cerdos de Norteamérica, en los que además sigue circulando la cepa clásica.

En Europa, el virus porcino H1N1 de 1918 fue detectado esporádicamente en los años 50, luego desde 1976 circuló de forma extensa seguramente tras ser introducido a partir de cerdos importados de EEUU. En 1979, aproximadamente, fue desplazado por un linaje aviar, que desde entonces circula en los cerdos de Europa y Asia, junto a los subtipos H3N2 y H1N2. Los segmentos genéticos de este virus de origen aviar son distintos del linaje clásico americano. Este virus no ha sido detectado en los cerdos fuera de Eurasia.

El nuevo virus A(H1N1) de 2009, causante de la pandemia, es el resultado de una reordenación entre el virus porcino americano con una reordenación triple y el de Eurasia. La combinación de segmentos genéticos (véase el capítulo 7) del nuevo virus nunca había sido vista antes. Su procedencia es la siguiente:

- Los segmentos HA, NP y NS, del linaje porcino americano clásico
- Los segmentos NA y M, del linaje porcino euroasiático
- Los segmentos PB1, PB2 y PA, o complejo polimerasa, del virus porcino americano con reordenación triple, si bien el primero procede del componente humano que tuvo su origen en el virus humano H3N2 y los otros dos del componente aviar.

Por lo tanto, el nuevo virus contiene cinco segmentos de origen porcino, dos aviares y uno humano. Los genes HA y

NA de los importantes antígenos de superficie hemaglutinina y neuraminidasa, son de origen porcino. El HA procede de la cepa porcina clásica americana H1N1 que ha permanecido estable durante decenios con muy escasa deriva antigénica, mientras que el virus H1N1 estacional humano ha experimentado una substancial deriva. En razón a esta divergencia antigénica se considera que el cerdo se ha convertido en un reservorio de virus H1, que podría causar brotes e incluso pandemias. La eclosión de la presente pandemia podría deberse a esta situación.

En resumen, el virus de la pandemia del año 1918 ha reaparecido, vehiculizado por el cerdo, para afectar de nuevo al ser humano. Este virus, tras reordenarse con virus aviares dio lugar a las pandemias de 1957 y 1968. Luego reapareció en 1977 en forma de cepa variante que ha circulado hasta ahora. Y recientemente ha reaparecido para producir una pandemia. Con mucha razón JK Taubenberger lo ha denominado «*la madre de todas las pandemias*».

Para G Smith, un destacado investigador americano, el salto de especie a humanos del nuevo virus de 2009 ocurrió pocos meses antes de la detección de los primeros casos. En todo caso, parece que el paso al hombre ocurrió en un solo evento pues la identidad de los virus es muy elevada (99,9%). La reordenación entre los linajes americano y de Eurasia se produjo unos años antes, si bien se desconoce el lugar donde ocurrió; tanto podría haber ocurrido en América, como en Europa o Asia.

Un aspecto a destacar es que el nuevo virus no presenta ninguna de las características moleculares conocidas que confieren a los virus gripales un incremento de la transmisibilidad o de la patogenicidad, y que por ejemplo, se han observado en el virus H5N1.

A las pocas semanas de emerger el nuevo virus, el CDC (*Centers for Disease Control and Prevention*) de los EEUU, dio a conocer dos aspectos de gran interés, que luego han confirmado otros estudios:

- **La vacunación de la gripe estacional de los años 2005 a 2009, no protege frente al nuevo virus.** Este efecto se debe a la gran divergencia genética que existe entre la HA del virus de 1918 y la del virus H1N1 incluido en las vacunas de los últimos años.
- **Las personas de más de 60 años tienen cierto grado de protección contra el nuevo virus.** Como el virus de 1918 circuló desde dicho año hasta 1957, y ahora ha reaparecido, es muy posible que las personas que en aquel periodo hubieran padecido la gripe, en la actualidad tengan protección inmunitaria frente al nuevo virus.

Diseminación pandémica

El día 17 de abril de 2009, el gobierno de los EEUU notificó a la OMS la detección del nuevo virus de la gripe A(H1N1) de origen porcino en los dos casos iniciales. En fecha de 24 de abril se habían detectado otros 4 casos en California y 2 en Texas, en los que se confirmó el aislamiento del nuevo virus. Además, la misma cepa viral había sido aislada en muestras de pacientes provenientes de México.

En marzo y a inicios de abril el gobierno de México había notificado a la OMS un aumento de los casos de enfermedad respiratoria en diversas áreas del país. También había notificado un brote de síndrome gripal en La Gloria, localidad de 2.155 habitantes del estado de Veracruz; el 28,5% de la población había sido afectada, no existiendo casos graves ni muertes. El 17 de abril, ante notificaciones de brotes de neumonía de evolución rápida, el Ministerio de Salud intensificó en todo el país la vigilancia de la enfermedad respiratoria aguda y la neumonía. Debido a que México no contaba con ningún laboratorio especializado para identificar nuevos subtipos de virus de la gripe, solicitó asistencia técnica a la Agencia de Salud Pública de Canadá y a la División de Influenza del CDC. El 24 de abril, la OMS informó que diversos casos de México habían sido confirmados en Canadá como gripe A(H1N1).

Después de verificar la existencia de transmisión interhumana capaz de causar brotes a nivel de la comunidad, el 27 de abril la OMS elevó el nivel de alerta pandémica de fase 3 a 4. El día 28 del mismo mes Canadá notificó 6 casos confirmados y España 2, y ya eran 64 los casos en EEUU. Todo lo cual significaba que la infección se diseminaba rápidamente. Tras verificar la transmisión comunitaria sostenida en al menos dos países de la Región de las Américas, el 29 de abril la OMS elevó la alerta de pandemia a la fase 5.

En la figura 2.3 se muestran los principales flujos de diseminación internacional del virus durante los meses de abril a julio, a partir del foco inicial situado en EEUU y México. La diseminación se produjo de forma rápida e intensa en abril y prosiguió con fuerza en mayo. En 6 semanas se extendió prácticamente por todo el globo. En junio la diseminación fue mucho menos intensa y, fue limitada en julio.

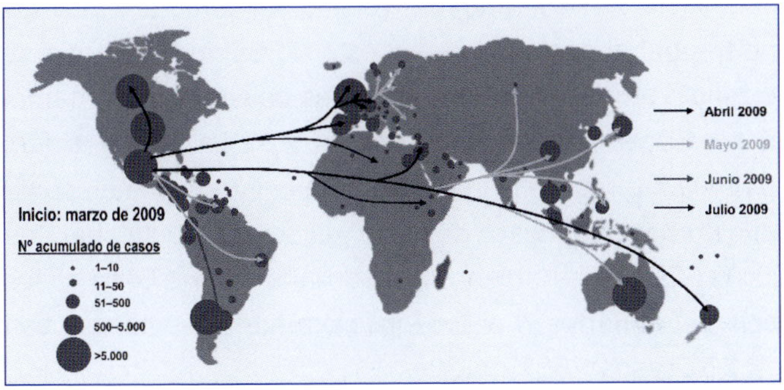

Figura 2.3. Flujos de diseminación internacional del virus pandémico A (H1N1) de abril a julio de 2009, y número acumulado de casos confirmados

Fuente: OMS, 2009

En abril, además de su continuada expansión en México, EEUU y Canadá, el nuevo virus alcanzó enseguida una amplia diseminación internacional, pues el 6 de mayo había 23 países afectados, con 1893 casos notificados a la OMS. En esta fecha México había declarado 942 casos, con 29 muertes en pacientes confirmados, y EEUU 642 casos, con dos muertes; en estos países, la infección se hallaba territorialmente muy extendida. El virus se diseminó muy rápidamente por Europa, pues en el citado 6 de mayo España había notificado un total de 73 casos, el Reino Unido 28, Alemania 9, Italia y Francia 5, entre otros países. Estos casos se hallaban, fundamentalmente relacionados con viajeros llegados de México. Los modernos medios de transporte, y la elevada frecuencia actual de los viajes, contribuyeron a la extensa diseminación alrededor del globo.

Durante el mes de mayo, el virus se diseminó por Brasil, Venezuela, Australia, Japón y China, así como por muchos países del sudeste de Asia y este de Europa. En junio se extendió ampliamente por múltiples países de Centroamérica y Sudamérica (véase la figura 2.3). La diseminación, tanto la interna en los países como la internacional, continuó durante los meses de mayo y junio, pues en fecha 1 de junio 62 países habían notificado a la OMS 17.410 casos con 115 muertes, y a 1 de julio eran 104 los países, con 77.201 casos y 332 muertes.

Debe tenerse en cuenta que los países notificaban a la OMS solamente los casos de gripe confirmados por el laboratorio, que eran los más graves y hospitalizados, dejando de lado los moderados y leves de difícil captación y registro. Por este motivo la casuística real debe considerarse mucho más elevada. A partir de primeros de agosto, muchos países dejaron de recoger la información de cada caso confirmado, y también de proceder a su notificación a la OMS, y pasaron a evaluar la carga de afectados mediante sistemas de vigilancia epidemiológica como el de médicos centinela.

El 11 de junio, la OMS elevó la fase de alerta de pandemia, de la 5 a la 6, o de pandemia establecida, al verificar la existencia de transmisión comunitaria abierta en al menos un país de una región distinta. La transmisión sostenida era patente en México, EEUU, Canadá y Chile, en la región de Las Américas; en Australia, en la del Pacífico Occidental;

y en el Reino Unido, en la ~~de~~ región de Europa. En todos estos países, la imposibilidad de poder trazar o definir las cadenas de propagación interhumana indicaba la existencia de una diseminación activa en la población.

Mientras en los países del hemisferio norte se registraba una extensa diseminación durante la primavera, es decir, fuera de la temporada gripal que, a excepción de algunas zonas de los EEUU, México, Canadá y Reino Unido, no alcanzó picos excesivos, en el hemisferio sur la entrada del virus coincidió con el otoño y el inicio de la estación gripal, circunstancia que favoreció el desarrollo de la pandemia.

En Australia el primer caso fue notificado el 7 de mayo, y en junio se registraron importantes epidemias en los estados de Victoria y Nueva Gales del Sur. En Argentina, se registró una oleada epidémica cuyo pico máximo se produjo del 22 al 25 de junio. En este país, el primer caso había sido detectado en Buenos Aires el 16 de mayo. A mediados de julio declinó notablemente la aparición de casos en todos los países del hemisferio sur. Según los casos notificados a la OMS hasta finales agosto, Australia había confirmado 33.228 casos, Chile 12.104, Argentina 7.173 y Nueva Zelanda 3.086. Sin embargo, los casos con síntomas se estimaron en más de 800.000 en Argentina y más de 350.000 en Chile (la diferencia entre el número de casos confirmados y el número estimado con síntomas, se debe a que las pruebas de confirmación solamente se realizan a los pacientes graves). Hubo 439 defunciones en Argentina, 132 en Australia y 128 en Chile. La pandemia tuvo un impacto moderado en el hemisferio sur, con un nivel de actividad gripal similar al de la gripe estacional, aunque con más afectación de niños, embarazadas y personas con enfermedades crónicas. Registró mayor intensidad en Australia, Argentina y Chile, aunque no alcanzó niveles alarmantes ni sobrepasó la capacidad de respuesta de los sistemas sanitarios.

En la figura 2.3 se muestra el número acumulado de casos, desde el inicio de la pandemia hasta finales de junio, en los países afectados. Destacan las elevadas cifras de los tres países de América del Norte: EEUU, México y Canadá; las de los dos países del cono sur: Argentina y Chile; en Europa destacan el Reino Unido, Alemania, Portugal, España, Grecia y otros países; en Asia la infección ha presentado una elevada incidencia en Japón, China continental y Tailandia; y también destacan Australia y Nueva Zelanda. Después de julio, la pandemia entró en una etapa de reposo estival en el hemisferio norte y de fase postpandémica en el hemisferio sur, por lo que es de prever que las anteriores cifras se modifiquen poco hasta la llegada de una segunda oleada. Por todo ello, puede decirse que la figura 2.3 viene a ser una representación gráfica, o fotografía, de la primera oleada de la pandemia.

En México, a partir del inicio de la diseminación viral a finales de marzo, el número de casos aumentó poco, hasta que en los días que van del 22 al 28 de abril se registró una abrupta subida en que se alcanzó una punta máxima de más de 400 casos en un solo día. La destacada subida ocurrió tras intensificarse la vigilancia epidemiológica de la enfermedad respiratoria aguda. Luego, en los primeros veinte días se mayo se produjo un intenso declive del número diario de casos, debido seguramente al cierre de escuelas y a otras medidas de distanciamiento social. Después, en junio las cifras volvieron a subir, pues solamente en dicho mes se declararon 3.651 casos. Hasta el 24 de septiembre México ha notificado a la OMS 29.417 casos con 226 defunciones. Es uno de los países en que la pandemia ha tenido mayor impacto.

En Estados Unidos, el nuevo virus se diseminó en abril de forma intensa por muchos estados. Las autoridades sanitarias dejaron pronto de lado toda posible estrategia de contención, orientada a detener el avance de la infección, y pasaron a la de mitigación, dedicada a la atención de los casos, porque seguramente consideraron que desde su inicio el problema estaba ya muy extendido. En el mes de mayo, se registraron epidemias intensas en muchas ciudades. Por ejemplo, en Nueva York hubo importantes brotes en escuelas y durante una semana de mayo se registró una tasa de ataque clínica del 6%; cifra muy elevada. A finales de agosto en EEUU habían sido confirmados 35.829 casos con 522 defunciones. Es el país que ha tenido más casos y defunciones, si bien es el más poblado de todos los afectados.

En Europa, Alemania es el país que ha notificado más casos, seguido del Reino Unido. A gran distancia se hallan Portugal, Italia, España, Holanda, Francia y Grecia. De todas maneras, el Reino Unido es el país que ha tenido mayor afectación, con extensas epidemias en múltiples zonas. Hasta el 21 de septiembre había declarado 78 defunciones, que es la cifra más elevada entre los países europeos. En esta fecha, en Europa, se habían producido 158 defunciones; por lo tanto, más de la mitad habían ocurrido en el citado país. Globalmente, la primera oleada de la pandemia ha tenido un carácter leve, a excepción del Reino Unido, pues la incidencia de la infección ha sido baja, y no ha llegado a producir una sobrecarga especial de los servicios sanitarios.

En España la pandemia ha presentado diversas fases:

- Primero, hubo una fuerte entrada de viajeros infectados en marzo y abril, en general procedentes de México, que dio lugar a algunos casos de transmisión secundaria, pero no propició brotes ni propagación comunitaria, debido a que los casos fueron rápidamente aislados y al limitado número de contactos que eventualmente estos mantuvieron (véase la primera curva epidémica de la figura 3.3).
- Después, a partir de mediados de mayo, se desarrollaron brotes en colectivos con muchos integrantes y una mayor tasa de contactos, como el brote en la academia militar de Hoyo de Manzanares (Madrid), con 62 casos confirmados; un brote en un colegio de Leganés (Madrid), con 126 casos, originado a partir de un caso importado de EEUU; y otros brotes en 21 colegios de municipios de Madrid. Es decir, a partir de mediados de mayo se produjo una notable diseminación comunitaria (véase la segunda curva epidémica de la figura 3.3).
- En junio y julio, se notificaron menos casos aunque hubo brotes en colonias infantiles, reuniones sociales y otros eventos.

- En agosto, la actividad gripal fue escasa, sin duda debido a la limitada circulación de los virus gripales cuando la temperatura y la humedad son elevados.
- En septiembre, reapareció la actividad con una tasa de 52 casos por 100.000 habitantes en la semana del 13 al 19 de septiembre, que corresponde a 23.393 casos de gripe clínica, según el sistema de médicos centinelas. Dicha tasa ha alcanzado el umbral epidémico a mediados de octubre en algunas Comunidades Autónomas.

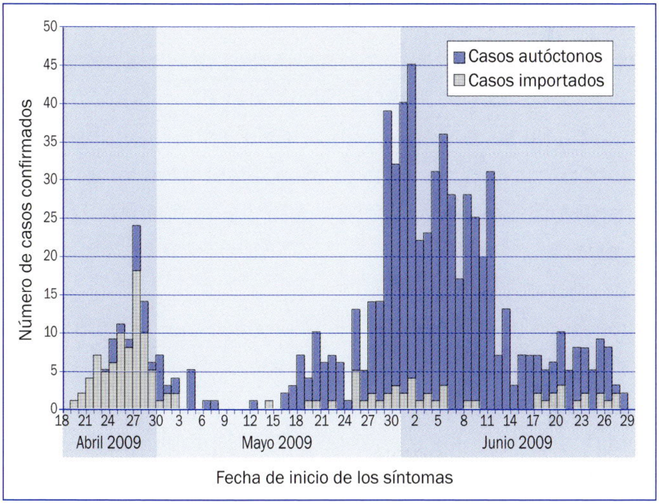

Figura 3.3. *Representación gráfica de los casos confirmados de gripe por el virus A(H1N1) en España, según la fecha de inicio de los síntomas y origen. De 19 abril a 6 julio de 2009: 737 casos.*

Fuente: Ministerio de Sanidad y Política Social

A fecha de 23 de julio, España había notificado un total de 1.538 casos confirmados a la OMS; luego dejó de efectuar esta notificación. Hasta el 24 de septiembre ha habido 36 defunciones relacionadas con la gripe H1N1. Puede decirse que la pandemia, si bien se inició de forma inquietante al ser España primer país europeo en que se detectaron casos, la evolución posterior no ha sido especialmente preocupante. Ha llamado la atención el hecho de que las defunciones se hayan concentrado en personas jóvenes.

Manifestaciones clínicas

En general, el cuadro de la *Nueva gripe* es muy similar al de la gripe estacional, con curación espontánea, si bien se ha observado un espectro clínico extenso, pues va desde casos asintomáticos hasta neumonía grave o mortal. La mayor parte de los casos han tenido un cuadro leve. La sintomatología ha sido equivalente entre los diferentes países afectados, aunque existen diferencias importantes entre los países en cuanto a las tasas de hospitalización y muerte.

La neumonía viral primaria es el proceso más común en los casos graves y una frecuente causa de muerte. En EEUU, la mitad de los casos hospitalizados presentaron neumonía confirmada radiológicamente; el 36% requirió ingreso en UCI, de los cuales el 18% tuvo fallo respiratorio que exigió ventilación mecánica; el 82% de los pacientes se recuperó del episodio agudo.

Ha llamado la atención la rápida evolución del curso clínico en un subgrupo de pacientes jóvenes que desarrollan neumonía grave progresiva, que con frecuencia se asocia a síndrome de distrés respiratorio y fallo multiorgánico, o a un marcado empeoramiento de la enfermedad de base, en especial, asma o enfermedad pulmonar obstructiva. El tratamiento de estos pacientes es difícil y requiere una avanzada tecnología de cuidados críticos. Esta situación se ha producido en varios países y nos advierte de que los servicios de UCI pueden experimentar una gran sobrecarga asistencial en el transcurso de la pandemia.

El 41% de los pacientes hospitalizados en los EEUU y un 46% de los casos mortales en México presentaban factores de riesgo de complicaciones: embarazo, asma, enfermedades respiratorias crónicas, diabetes, obesidad mórbida, enfermedades autoinmunes y tratamientos inmunosupresores asociados, patología cardiovascular y enfermedades neurológicas. Los anteriores porcentajes indican que más de la mitad de los pacientes no tenían ningún factor de riesgo. Así, en un estudio sobre 18 casos confirmados de neumonía hospitalizados en México, que tenían una edad media de 38 años y murieron siete, se destaca que diez no tenían ningún factor de riesgo o enfermedad de base conocida, hallándose en un buen estado de salud antes de la infección. Todas las series de pacientes ingresados en UCI señalan el elevado porcentaje de casos graves en pacientes jóvenes previamente sanos. En estos pacientes, se desconocen los factores que predisponen al agravamiento de la enfermedad.

La obesidad y el embarazo constituyen claros factores de riesgo de complicaciones. La primera ha sido observada en diversas series de casos de la infección, y recientemente ha sido claramente identificada en un estudio sobre 10 pacientes ingresados por la gripe H1N1 en una UCI de EEUU, de los que murieron tres; nueve eran obesos y siete de estos extremadamente obesos. Para los autores, la obesidad constituye un significativo factor de riesgo de complicación que hasta ahora no había sido descrito en la gripe.

Embarazo y gripe pandémica

Las mujeres embarazadas son un destacado grupo de riesgo de la *Nueva gripe*, pues en ésta la frecuencia relativa de complicaciones es mayor que en la gripe estacional. La vulnerabilidad de la embarazada fue observada al inicio de la presente pandemia. Así, en una serie de 20 mujeres embarazadas con síntomas gripales observada en abril y mayo en EEUU, tres requirieron ser hospitalizadas y una murió.

La experiencia de las anteriores pandemias señala que la embarazada, especialmente en el tercer trimestre, puede ser afectada de forma desproporcionada en relación a la no embarazada. Uno de los primeros en describirla fue el doctor G. Marañón, que encabezó una misión española que visitó Francia durante la pandemia de 1918, y observó la mayor mortalidad en la mujer embarazada tanto en Francia como en España.

El embarazo produce en la mujer una mayor frecuencia cardiaca y un mayor gasto cardiaco, una disminución de la capacidad ventilatoria pulmonar, un mayor consumo de oxígeno, una disminución de la inmunidad celular y un aumento de la inmunidad humoral, que incrementan el riesgo de complicaciones si se padece la gripe durante el embarazo. Los efectos sobre el feto como abortos espontáneos, partos pretérmino y defectos del tubo neural, que son infrecuentes, son producto más bien de la respuesta inflamatoria maternal que del virus, pues en la gripe es rara la viremia y la transmisión transplacentaria del virus es excepcional. Estas complicaciones pueden evitarse si se establece el adecuado tratamiento antiviral.

Otro grupo a tener en cuenta son los niños menores de dos años, en los que tanto en la presente como en las anteriores pandemias gripales, se ha descrito un exceso de mortalidad.

Otras características de la *Nueva gripe*

En la tabla 1.3, se muestran las diferencias entre diversas características de la gripe estacional y la *Nueva gripe*. Antes, en el capítulo 1, se ha comentado la diferente composición de los grupos de riesgo, que consiste básicamente en que las personas mayores conforman un importante grupo de riesgo de la gripe estacional y no de la pandémica.

Po otro lado, existe un conjunto de parámetros epidemiológicos que permiten medir propiedades propias del agente patógeno y su capacidad de transmitirse de una persona a otra (véase la tabla 1.3). Entre ellos:

- El *período de incubación*, o número medio de días que tardan en aparecer los síntomas en un sujeto infectado, ya comentado. Es ligeramente más extenso en la *Nueva gripe*, hecho que significa que la aparición de los síntomas puede tardar un poco más de tiempo que en la gripe estacional.

- El *periodo de transmisibilidad*, o número medio de días en que un sujeto infectado transmite el virus, es muy similar entre ambos virus.
- El *número de reproducción*, que mide la capacidad general de propagación del virus. Es ligeramente mayor en la *Nueva gripe*. Significa un pequeño incremento de dicha capacidad respecto a la gripe estacional.
- *Letalidad* (véase la tabla 2.3). Prácticamente todas las estimaciones efectuadas asignan a la *Nueva gripe* una letalidad baja, inferior a la de la gripe estacional.

Una diferencia muy importante entre ambos tipos de gripe son los grupos de edad que resultan más afectados. Según la figura 1.1, las tasas más elevadas de visitas médicas las tienen los niños de menos de 10 años. En cambio en la gripe pandémica, según la figura 4.3, elaborada a partir de los datos de la pandemia en México, existen tasas elevadas de casos confirmados (y que, por lo tanto, han ocasionado visitas médicas) hasta los 30 años. En otros países la distribución de casos por edades ha mostrado patrones diferentes, pero en todos es común su concentración en los jóvenes. En resumen, la *Nueva gripe* tiene un recorrido de afectación más extenso en los jóvenes que la gripe epidémica. En la figura 4.3 se observa además que la gripe pandémica afecta muy poco a las personas de 60 y más años, hecho que concuerda con la protección inmunitaria que las personas mayores poseen ante la *Nueva gripe,* antes comentada.

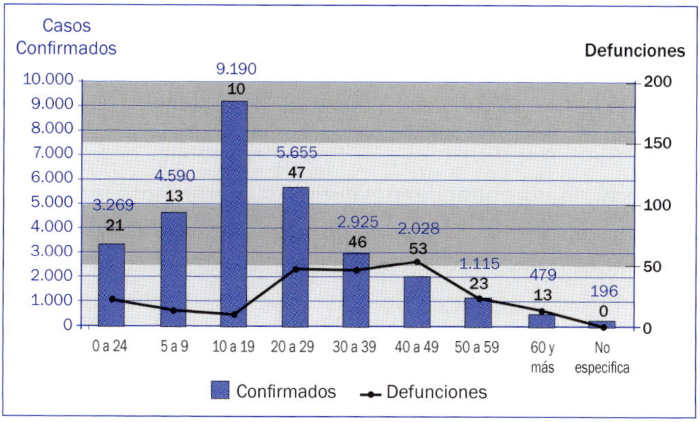

Fuente: Ministerio de Salud, México.

Figura 4.3. *Gripe A(H1N1) 2009 en México. Casos confirmados y defunciones según grupos de edad, desde el inicio de la pandemia hasta el 24 de septiembre de 2009 (29.417 casos confirmados y 226 defunciones)*

Otra diferencia destacada son los grupos de edad en que se concentran las defunciones. En la figura 1.1 se muestra la muy elevada tasa de mortalidad en las personas mayores, típica de la gripe epidémica. En cambio, en la figura 4.3 puede observarse que en la *Nueva gripe* las muertes se concentran en el recorrido de edades entre 20 y 50 años, y que son escasas en las personas de 60 y más años. En la pandemia de 1918 las muertes se concentraron también en los adultos jóvenes. Intentando hallar una explicación a este fenómeno, unos investigadores propusieron la hipótesis de la «*tormenta de citoquinas*», o posible reacción excesiva del sistema inmunitario de las personas jóvenes ante una agresión infecciosa, que induciría el progresivo deterioro de múltiples sistemas orgánicos. Por otro lado, existe un pico significativo de defunciones en los menores de 4 años. En resumen, en la *Nueva gripe* las defunciones se producen mayoritariamente en un grupo de población muy diferente al de la gripe estacional.

Una última diferencia estriba en los virus circulantes. Cuando emerge un virus pandémico es usual que progresivamente vaya adquiriendo una mayor circulación en la población, hasta alcanzar una posición de predominio, de manera que los otros virus prácticamente dejan de circular. En este sentido, ya en la última semana de mayo se detectó que el nuevo virus constituía el 89% de los virus influenza circulantes en EEUU y el 90% en Chile. Esta posición predominante del H1N1 2009 se ha consolidado en América y Europa, si bien los virus estacionales H3N2 y H1N1 1977 todavía mantienen una elevada circulación en África y Ásia.

Sello pandémico

La *Nueva gripe* es muy similar a la gripe estacional en los siguientes aspectos, que permiten definirla como una gripe moderada desde el punto de vista clínico y epidemiológico:

- Cuadro clínico leve
- Grupos de riesgo similares, con ciertas excepciones
- Parámetros epidemiológicos similares
- Baja virulencia.

Sin embargo, los siguientes aspectos le otorgan una clara impronta pandémica:

- Ha tenido una rápida y extensa diseminación por todo el globo
- Se ha diseminado en primavera y verano en el hemisferio norte
- Los casos se concentran en grupos de edad diferentes a los de la gripe estacional
- Las defunciones afectan a grupos de edad diferentes a los de la gripe estacional
- Ha introducido notables cambios en la circulación de los virus gripales.

En conclusión, la *Nueva gripe* es de carácter moderado y posee una baja virulencia, pero su sello pandémico le confiere propiedades singulares.

Perspectivas evolutivas

Las pandemias del pasado siglo expresaron su actividad infectiva a través dos o tres oleadas epidémicas, de mayor o menor intensidad, que se desarrollaron en un plazo de 12-14 meses. Por ejemplo, la segunda oleada de la pandemia de 1918, tristemente famosa por su elevada letalidad, tuvo una duración de casi cuatro meses. Se espera, que de forma similar, la presente pandemia produzca dos o tres oleadas, antes de que el nuevo virus se establezca como estacional y circule durante muchas temporadas.

En el hemisferio norte es esperable que se desarrolle una oleada pandémica al inicio o durante la próxima temporada gripal (noviembre 2009-marzo 2010). Podría alcanzar un mayor grado de afectación que la primera oleada (abril-agosto 2009). La primera oleada condicionó una gran diseminación del virus en la población y ahora, con el advenimiento de los factores estacionales (frío, disminución de la humedad, concentración de las personas en lugares cerrados, etcétera), podría generarse una notable actividad pandémica. En el hemisferio sur, una vez transcurrida la estación gripal en que el nuevo virus ha producido una moderada afectación, se espera el recrudecimiento de la actividad durante los próximos meses de primavera.

En cuanto a la posibilidad de que el virus mute o se combine con otro subtipo, cabe decir que hasta ahora el nuevo virus ha sido estable desde el punto de vista antigénico, pues los virus obtenidos en diversas partes del mundo y en momentos diferentes, han sido muy homogéneos. Tal vez, cuando la infección haya afectado a más población y el virus deba hacer frente a una importante barrera inmunitaria para lograr producir infectados, es posible que aparezcan formas mutadas, si bien se espera que sea bastante similar a la que ocurre por efecto de la presión selectiva habitual ejercida por los humanos sobre el virus.

La circulación simultánea de cepas de los subtipos H3N2 y H1N1 como virus estacionales durante más de 20 años en todo el mundo, no ha dado lugar a virus reordenados. Sin embargo, la actual circulación simultánea de dos cepas del mismo subtipo H1N1, la de 1977 y la de 2009, en extensas áreas geográficas, como África y gran parte de

Asia, constituye una destacada novedad y se desconoce su posible evolución. La cepa de H1N1 de 1977 es resistente al antiviral oseltamivir y la de 2009 sensible, por lo que el nuevo virus tras una mutación puntual podría incorporar la resistencia, dificultando la actual estrategia terapéutica.

Puntos clave:

- La gripe estacional reaparece cada año en otoño e invierno y produce tanto casos esporádicos, como brotes en escuelas y centros, y extensas epidemias en la comunidad.
- A finales de marzo de 2009 fue aislado un nuevo virus de la gripe A(H1N1), de origen porcino y de composición genética singular, que nunca había sido identificado antes.
- El nuevo virus, causante de la pandemia, es el resultado de una reordenación entre el virus porcino americano y el virus porcino de Eurasia.
- La emergencia del nuevo virus ha supuesto un importante cambio en los conceptos hasta ahora vigentes sobre el origen de las pandemias.
- Las personas que padecieron la gripe A antes de 1957 tienen cierto grado de protección frente al nuevo virus.
- Las mujeres embarazadas constituyen un destacado grupo de riesgo de complicaciones de la *Nueva gripe.*
- Las características clínicas y la virulencia de la *Nueva gripe* son similares a las de una gripe estacional de carácter moderado.
- Sin embargo, los casos y la mortalidad de la *Nueva gripe* afectan de forma preponderante a una población de edad diferente a la de la gripe estacional.

4. Medidas generales ante la gripe

Las medidas de actuación frente a la gripe, tanto preventivas como curativas, se desarrollan sobre los grandes eslabones de la cadena de transmisión presentada en la figura 1.2:

1. En primer lugar, puede actuarse *sobre el agente infeccioso,* es decir, el virus de la gripe, procediendo a su inactivación o destrucción mediante la adecuada limpieza y desinfección de objetos y superficies de uso común, la pertinente higiene corporal, la correcta manipulación y eliminación de residuos, la aplicación de antisépticos y desinfectantes, la acción del calor y otras medidas, de manera que el virus no pueda sobrevivir en el entorno.

2. En segundo lugar, pueden realizarse una serie de actuaciones que impidan o dificulten *los mecanismos de transmisión* del virus de manera que este no pueda llegar a las personas susceptibles. Comprende el aislamiento de los enfermos, la cuarentena de contactos, la

reducción de contactos, la restricción de viajes, el cierre de escuelas y centros en que se pueda producir aglomeración de personas, y otras acciones. Incluyen:

- Medidas para impedir *la transmisión por contacto*, que pueden ser simples, como el frecuente lavado de manos; evitar tocar a los enfermos; evitar tocarse la boca o la nariz; la limpieza y desinfección de los objetos y superficies con que contacten los enfermos; o de carácter técnico, como el uso de guantes de látex, batas impermeables y otros equipos de barrera.
- Medidas contra *la transmisión por gotas*, que pueden ser simples como el uso de pañuelos de papel para taparse la boca al toser o estornudar; el uso de mascarillas; o de carácter técnico como el uso de protectores faciales, viseras y otros.
- Medidas contra *la transmisión a través del aire*, que son de aplicación profesional, como el uso de equipos de protección personal durante la realización de procedimientos que pueden generar aerosoles.

3. En tercer lugar, puede actuarse *sobre el huésped enfermo*, a través de medidas generales y la administración de antivirales, o bien *sobre el huésped susceptible* mediante la vacunación. Estas medidas se exponen en los capítulos 5 y 6.

Las medidas señaladas en los anteriores puntos 1 y 2 son de plena aplicación en una pandemia de gripe como la presente, en cambio no suelen llevarse cabo en la gripe de temporada, aunque la mayor parte de medidas son igualmente muy recomendables. Las del punto 3 se aplican a ambos tipos de gripe.

Un aspecto global que debe intervenir sobre todos los eslabones de la cadena es la *educación sanitaria de la población*, entendida ésta como un proceso dirigido a incrementar los conocimientos, capacidades y habilidades de las personas para mantener y mejorar su salud, es decir, son actividades dirigidas a formar y modificar de forma positiva los conocimientos, actitudes y hábitos de los individuos relacionados con la salud. En relación a la gripe, las autoridades sanitarias son muy conscientes de la importancia de que la población esté sensibilizada sobre el tema y conozca las principales medidas de prevención. En esta línea, los responsables de salud de las Comunidades Autónomas y del Ministerio de Sanidad y Asuntos Sociales, han organizado campañas informativas de gran interés (figuras 1.4 y 2.4), cuyo objetivo esencial es educar al público sobre los aspectos básicos de higiene personal que permiten evitar la transmisión del virus H1N1. También han puesto en marcha webs y portales de Internet con un extenso material informativo.

Figura 1.4. *Tres medidas principales para evitar la transmisión de la gripe: taparse la boca y la nariz con un pañuelo de papel al toser o estornudar, y justo después tirar el pañuelo usado a la basura. Lavarse con frecuencia las manos y siempre después de haber tosido o estornudado*

Fuente: Departamento de Salud, Generalitat de Cataluña

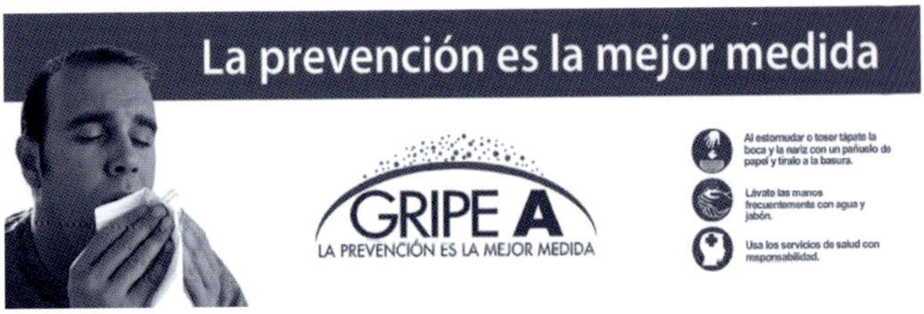

Figura 2.4. *«La prevención es la mejor medida»: lema de la campaña del Ministerio de Sanidad y Política Social, destinada a informar a la población española sobre las principales recomendaciones para evitar el contagio por la gripe A*

Fuente: Ministerio de Sanidad y Política Social

Medidas recomendadas a los individuos

Los consejos o recomendaciones básicas dirigidas a los individuos son las siguientes:

- Conozca los síntomas de la gripe (véase el capítulo 1)
- Conozca como se transmite (véase el capítulo 2)
- Conozca como puede protegerse y proteger a otras personas (figuras 1.4 y 2.4):
  - Lávese con frecuencia las manos y siempre después de haber tosido o estornudado
  - Cúbrase la boca y la nariz con un pañuelo de papel al toser o estornudar
  - Tire el pañuelo usado a la basura
  - En caso de no disponer de pañuelo, tosa o estornude en el hueco del codo y no en la cuenca de la mano

- Evite tocarse la nariz y los ojos, pues el virus gripal entra en el organismo a través de las mucosas de la nariz y ojos
- Mantenga los objetos y superficies comunes limpias y desinfectadas
- Mantenga una buena ventilación de los espacios cerrados
- Vacúnese (véase el capítulo 7)
- Cuide su salud: tome una alimentación saludable y haga ejercicio físico. Le ayudarán a mantener en condiciones su sistema inmunitario
- Si usted está enfermo con gripe, quédese en casa (véase el capítulo 6).

A las anteriores recomendaciones cabe añadir las siguientes dirigidas a las mujeres embarazadas y personas con factores de riesgo (véase el capítulo 1):

- Evite situarse cerca de personas que presenten síntomas de gripe
- Si hay indicios de que una mujer embarazada ha estado expuesta a una persona enferma o a objetos contaminados, indique a la embarazada que se debe poner en contacto con su médico.
- Si detecta que una persona con factores de riesgo presenta síntomas compatibles con gripe, indique a dicha persona que se debe poner en contacto con su médico.

La siguiente recomendación se dirige a las personas que presenten un cuadro clínico compatible con gripe:

- Toda persona con síntomas compatibles con gripe debe quedarse en su casa hasta 24 horas después de hallarse libre de síntomas, como mínimo. En este intervalo debe reducir el contacto con personas sanas

Medidas en las escuelas

Las escuelas pueden contribuir de forma muy decisiva a la educación de los niños/as sobre los hábitos de higiene personal. Los consejos o recomendaciones concretas a los alumnos, profesores y otro personal son las siguientes:

- Al toser o estornudar es muy imortante cubrirse la boca y la nariz con un pañuelo de papel
- Tirar el pañuelo usado a la basura
- Lavarse con frecuencia las manos y siempre después de haber tosido o estornudado
- Secarse las manos con pañuelos de un solo uso
- No acercar las manos sucias o contaminadas a las mucosas de la nariz o los ojos
- Ventilar diariamente los espacios cerrados (aulas, zonas comunes, despachos)
- Limpiar y desinfectar de forma regular, con los productos habituales, las superficies duras más usadas por los alumnos y las que entran en contacto con las manos (sillas, mesas, teclados, lápices, pomos de las puertas, etcétera).

- Limpiar con frecuencia los objetos de uso común, como los instrumentos musicales y el material escolar
- En las guarderías, aumentar el nivel de limpieza y desinfección de los juegos y objetos de uso compartido
- Evitar compartir vasos, utensilios de comida o cepillo de dientes.

En cuanto a las personas con síntomas:

- Toda persona con síntomas compatibles con gripe debe quedarse en su casa hasta como mínimo 24 horas después de hallarse libre de síntomas; en este intervalo debe reducir el contacto con las personas sanas
- En las guarderías y centros infantiles todo niño/a con síntomas compatibles con la gripe debe quedarse en su casa hasta 7 días después del inicio de los síntomas, como mínimo, y hasta por lo menos 24 días después de hallarse libre de síntomas. En este intervalo debe reducir el contacto con personas sanas
- Al volver a la escuela, todo niño/a que haya padecido la gripe debe extremar la medidas de higiene, pues los niños/as pueden transmitir la infección durante más días que los adultos
- Cuando durante la jornada escolar se detecte que un niño/a presenta síntomas de gripe, se avisará inmediatamente a su familia para que lo pase a recoger y lo lleve al médico
- Cuando se confirme un caso en un aula, debe informarse a los padres de los alumnos, con objeto de que estén

informados del hecho, y vigilen la posible aparición de síntomas en sus hijos/as. En caso de que aparezcan síntomas deben ponerse en contacto con su médico y no llevar el niño/a a la escuela.

Con motivo de la aparición de casos no se recomienda el cierre de centros escolares. Los inconvenientes de esta medida por el absentismo laboral de los padres y la suspensión de las actividades docentes, serían superiores a los posibles beneficios. Cuando una pandemia ha adquirido diseminación activa en una comunidad, no es justificable el cierre de colegios.

Medidas en las empresas

Para aminorar el posible impacto de la pandemia sobre las personas, bienes y productos, se aconseja a las empresas que adopten:

- *Medidas ambientales*: limpieza y desinfección de superficies y objetos de uso común; ventilación adecuada de los locales; suministro de material de higiene, pañuelos, al personal, etcétera
- *Medidas informativas*: informar al personal sobre el posible impacto de la pandemia en la empresa; los servicios que pueden verse más afectados; las medidas preventivas a adoptar; los servicios esenciales a mantener; y establecer mecanismos de comunicación durante los días de afectación
- *Medidas organizativas*: establecer políticas flexibles en cuanto al lugar de trabajo, por ejemplo, facilitar el traba-

jo a distancia; mejorar la disponibilidad de comunicaciones y sistemas informáticos; facilitar las teleconferencias con los clientes; facilitar la ausencia laboral en caso de padecer la enfermedad o tener que cuidar a familiares enfermos; implantar pautas para reducir los contactos y la interacción dentro de la empresa; elaborar protocolos de prevención; disponer las medidas de prevención en función del riesgo de contacto con personas enfermas; reorganizar la atención al público; facilitar el acceso a la vacunación y a la atención sanitaria, etcétera.

Medidas en los centros sanitarios

El personal de los centros sanitarios, sean centros de atención primaria u hospitales, tiene gran riesgo de infección al exponerse a pacientes con la enfermedad. Además de este riesgo, una oleada de la gripe H1N1 puede suponer una gran sobrecarga para los centros, en especial, para determinados servicios como: urgencias, enfermedades infecciosas y UCI. Para hacer frente a esta situación, los centros sanitarios españoles han preparado detallados planes de actuación que incluyen, desde las medidas de protección personal, a la progresiva asignación de camas y unidades para la atención de los pacientes. En las webs y portales de Internet de los hospitales y de las agencias de salud pueden consultarse estos planes.

Puntos clave:

- Las medidas de actuación frente la gripe, tanto preventivas como curativas, pueden aplicarse sobre el agente infeccioso, sobre los mecanismos de transmisión y sobre el huésped enfermo (tratamiento) o susceptible (vacunación).
- Es esencial que la población conozca los aspectos básicos de higiene personal que permiten evitar la transmisión del virus H1N1.
- La educación sanitaria de la población, en forma de campañas informativas desarrolladas por las autoridades sanitarias, es una actividad positiva a mantener durante todo el curso de una pandemia y también en la gripe estacional.
- Las escuelas pueden contribuir de forma muy decisiva en la educación de los niños/as sobre los hábitos de higiene personal esenciales para prevenir la infección.
- Para aminorar su posible impacto sobre las personas, bienes y productos, es muy conveniente que las empresas adopten medidas ambientales, informativas y organizativas, ante la gripe pandémica.

5. Tratamiento de la gripe

Aspectos generales

La gripe es una enfermedad infecciosa aguda que de forma espontánea evoluciona hacia la curación, y por lo tanto en la persona sana no requiere ninguna medicación específica. El tratamiento específico actualmente disponible, los *antivirales*, se destina a los pacientes graves u hospitalizados y a las personas de los grupos de riesgo que sufran una infección.

No obstante, en la gripe es frecuente el uso de algunos medicamentos para aminorar la sintomatología, en especial la fiebre, para la que se indica el paracetamol, que posee una potencia antifebril parecida a la de la Aspirina® sin irritación gástrica. El paracetamol está especialmente indicado en la embarazada con gripe, pues evita posibles efectos del virus sobre el feto. En caso de que algún síntoma sea muy molesto, como un fuerte dolor de cabeza, o intensos dolores articulares, diarrea, náuseas o vómitos duraderos, el médico prescribirá la medicación oportuna. Una persona sana puede superar perfectamente una gripe sin llamar al médico, pero esta llamada es indispensable en caso de que aparezca alguno de los síntomas de gravedad señalados en el capítulo 1.

Es esencial una adecuada ingesta de líquidos y una alimentación suficiente. Un buen aporte de vitaminas y minerales es primordial para mantener las defensas inmunitarias. Como durante la fase febril el paciente no se halla en condiciones de ingerir alimentos sólidos, durante dos o tres días se seguirá una dieta líquida o blanda a base de caldos, cremas vegetales, zumos de fruta, purés, iogurt, etcétera. Los alimentos sólidos pueden ser usados si el paciente los tolera; los preferibles son: pasta, arroz, patatas, y en general los ricos en carbohidratos; los alimentos ricos en proteínas o grasas también pueden ser consumidos, aunque en menor cantidad.

Es importante también tener en cuenta una serie de aspectos complementarios: ubicar al enfermo en una habitación individual, apartada del movimiento familiar, a poder ser con baño individual; limpiar con frecuencia la habitación, de forma especial, las superficies; usar toallas específicas y no compartir utensilios de comida.

Algún familiar o allegado debe estar atento a la evolución de los síntomas y a las necesidades del enfermo. Los familiares y visitantes deben entrar en contacto con el enfermo el menor tiempo posible y situarse, preferiblemente, a más de un metro y medio de distancia. El enfermo debe cubrirse la boca con una mascarilla quirúrgica o al menos con un pañuelo desechable cuando entre en contacto con una persona sana. Las personas sanas no deben usar mascarillas en el hogar, aunque se recomienda su uso a las personas que cuiden con asiduidad a un enfermo.

Antivirales

Disponen de autorización para su uso contra los virus A, dos tipos de fármacos: los adamantanos, que inhiben los canales de calcio, y los inhibidores de la neuraminidasa, oseltamivir y zanamivir. Su uso como *tratamiento* permite reducir la intensidad de los síntomas, la duración de la enfermedad y la capacidad infectiva del paciente. Su uso como *profilaxis* disminuye la probabilidad de que el sujeto adquiera la infección.

La mayor parte de los virus humanos H1N1 y H3N2, algunos virus aviares H5N1, y la mayor parte de los virus porcinos europeos H1N1, H1N2 y H3N1 son resistentes a los adamantanos. Además, sus efectos adversos son relevantes. El virus H1N1 de 2009 también es resistente a los adamantanos.

Según múltiples estudios, el nuevo virus es sensible a los inhibidores de la neuraminidasa. Existe una razonable tendencia médica a limitar el uso de los inhibidores por el riesgo de aparición de virus resistentes. En los estudios clínicos desarrollados para evaluar su eficacia, ha sido muy rara la emergencia de resistencia a estos fármacos. Sin embargo, en los últimos años, ha aumentado de forma notable la tasa de virus estacionales H1N1 resistentes en EEUU y otros países. Según algunos estudios, la frecuencia de uso de oseltamivir en un país no parece correlacionarse con la frecuencia de las resistencias. La resistencia puede haber emergido en pacientes inmunocomprometidos en los que la prolongada replicación viral ha originado una selección de mutaciones que han incrementado la capacidad de resistencia del virus. En los últimos meses se han detectado más de 30 virus H1N1 con resistencia a oseltamivir (Dinamarca, Japón, Hong Kong, EEUU). En todos estos casos se ha detectado una mutación característica. Por todo ello, es prudente limitar el uso de estos medicamentos, aunque su prescripción deben poder hacerla todos los médicos del sistema sanitario, sea a nivel de la atención primaria o del hospital.

Debemos destacar que el nuevo virus H1N1 del cual se han estudiado más de 10.000 cepas en todo el mundo sigue siendo sensible a oseltamivir. No se han detectado resistencias a zanamivir.

A continuación exponemos el uso de los inhibidores de la neuroaminidasa (oseltamivir y zaminivir), que son los únicos recomendados en este momento para el tratamiento y profilaxis de la gripe estacional y la gripe por el virus H1N1 de 2009. El sistema sanitario público español dispone de antivirales de este tipo para una cobertura superior al 30% de la población.

Sus características generales son las siguientes:

Oseltamivir (Tamiflu®)

- Se administra por vía oral
- De uso autorizado en personas de más de 1 año de edad. En mayo de 2009 las agencias FDA y EMEA han

autorizado su uso en niños de menos de 1 año y en gestantes

- Su absorción sistémica (paso al torrente sanguíneo) es elevada (mayor del 80%)
- El tratamiento debe iniciarse en las primeras 48 horas tras aparecer los síntomas
- Puede administrarse durante un máximo de 6 semanas
- Presentación:
  - Cápsulas de 30, 45 y 75 miligramos
  - Suspensión oral de 12 miligramos/mililitro
- Efectos adversos:
  - Náuseas, vómitos y cefaleas
  - Arritmia, trastornos visuales (diplopia), reacciones cutáneas
  - Alucinaciones, delirio y trastornos del comportamiento (descritos solamente en niños y adolescentes de Japón).

Zanamivir (Relenza®)

- Se administra por vía inhalada
- De uso autorizado en personas de más de 5 años de edad. En mayo de 2009 las agencias FDA y EMEA han autorizado su uso en gestantes
- Su absorción sistémica es baja (del 4 al 17%).
- El tratamiento debe iniciarse en las primeras 48 horas en adultos y 36 horas en niños.

- Puede administrarse durante un máximo de 28 días
- Presentación: polvo seco administrable con Diskhaler (1 inhalación = 5 miligramos)
- Efectos adversos:
  - Está contraindicado en los pacientes con asma o con enfermedad pulmonar obstructiva crónica por el riesgo de broncoespasmo
  - Náuseas, vómitos, diarrea, tos, cefalea y mareos.

En la presente pandemia se recomienda la administración de estos antivirales:

1) ***A efectos de tratamiento:***

   - En los casos sospechosos, probables o confirmados de gripe H1N1 que requieran ser hospitalizados, o
   - En las personas que, por pertenecer a los grupos de riesgo (véase el capítulo 1) presentan un riesgo elevado de padecer complicaciones por gripe.

2) ***A efectos de profilaxis:***

   - En las embarazadas que han tenido un contacto íntimo con un caso sospechoso o confirmado de gripe (en estos casos, el fármaco de primera elección es el zanamivir)
   - Al personal sanitario que ha mantenido un contacto estrecho con un caso sin haber adoptado las adecuadas medidas de protección

- A los pacientes inmunodeprimidos que han mantenido un contacto estrecho con un caso sospechoso o confirmado.

Las pautas y dosis para tratamiento y profilaxis en adultos son las siguientes:

Oseltamivir (Tamiflu®)
Tratamiento: 75 miligramos/12 horas; la duración recomendada es de 5 días

Profilaxis: 75 miligramos/día, durante 10 días.

Zanamivir (Relenza®)
Tratamiento: 2 inhalaciones (total 10 ~~mg~~ miligramos)/12 horas, durante 5 días

Profilaxis: 2 inhalaciones (total 10 ~~mg~~ miligramos)/día, durante 10 días.

3) ***Las indicaciones en las embarazadas son las siguientes***:

- El embarazo no es una contraindicación para el uso de los inhibidores de la neuraminidasa
- El inicio debe ser precoz, y, por tanto, no deben esperarse los resultados de la confirmación microbiológica. Si el resultado es negativo, debe suspenderse el tratamiento
- El fármaco de elección para el tratamiento es el oseltamivir
- El fármaco de elección para la profilaxis es el zanamivir.

Puntos clave:

- La gripe es una enfermedad aguda que evoluciona espontáneamente hacia la curación y, por ello, en la persona sana no requiere una medicación especifica.
- Los antivirales inhibidores de la neuroaminidasa, oseltamivir y zaminivir, son los únicos recomendados para el tratamiento y profilaxis de la gripe estacional y la gripe por el virus H1N1 de 2009.
- Los antivirales se destinan a los pacientes graves u hospitalizados y a las personas de los grupos de riesgo que se infecten. No son de prescripción general a las personas sanas con gripe
- El tratamiento con antivirales debe iniciarse en las primeras 48 horas, tras aparecer los síntomas.
- Los posibles efectos adversos de estos fármacos son limitados.

6. Vacunación antigripal

La vacuna es la principal medida preventiva frente a la gripe. Es una importante arma de la salud pública para reducir la incidencia de la infección. Se utiliza desde hace más de 40 años y cada año cubre a una parte cada vez mayor de la población. Anualmente se administran en España más de 8 millones de dosis y en todo el mundo más de 300 millones. El objetivo de la vacunación es producir una respuesta inmunitaria específica contra la cepa seleccionada. Su eficacia y seguridad ha sido demostrada mediante numerosos estudios clínicos.

Las vacunas antigripales son de dos tipos: de virus inactivados y de virus atenuados. En las primeras, los virus han sido inactivados mediante diversos procedimientos. En las segundas, los virus han perdido su virulencia después de un prolongado crecimiento en cultivos de laboratorio, pero conservan su capacidad antigénica.

- Las *vacunas inactivadas* de la gripe A se preparan mediante reordenación genética entre la cepa viral circulante seleccionada y la cepa PR8 (A/Puerto Rico/8/1934). Con esta cepa PR8 se forma el esqueleto del virus al que mediante reordenación se añaden los antígenos de superficie HA y NA de la cepa seleccionada, obteniendo así el virus vacunal. Posteriormente, se hace crecer este virus en huevo de pollo embrionado. Mediante el uso de miles de huevos de pollo pueden obtenerse grandes cantidades de virus vacunal.

- En el año 2003, fue autorizada en EEUU una *vacuna viva atenuada* contra la gripe A para su uso en personas sanas de 5 a 49 años, que en la actualidad es de uso habitual. Todavía no ha sido autorizado su uso en Europa. Contiene cepas virales adaptadas al frío que pueden multiplicarse en las partes altas del tracto respiratorio. Las cepas de la vacuna se obtienen mediante reordenación genética. Se administra por vía intranasal.

La eficacia de las vacunas o capacidad para evitar la infección, es del 60-90% en los niños y adultos. En los ancianos la eficacia es menor.

Las vacunas inactivadas pueden ser de virus enteros, fraccionadas (*split*) y de subunidades (*subunit*). Las primeras contienen el virus entero, sin fragmentar. Las fraccionadas contienen todos los componentes del virus pero troceados. Las de subunidades solamente contienen los antígenos superficiales HA y NA, habiéndose eliminado el resto de componentes (véase figura 1.6). La eficacia de las tres es similar. Las vacunas fraccionadas y las de subunidades producen menos efectos irritativos locales que las enteras, por ello, son las utilizadas en los niños.

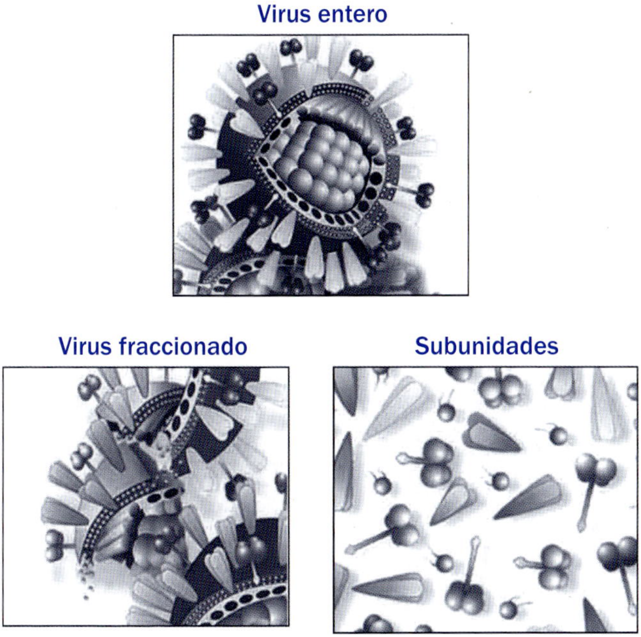

Figura 1.6. *Tipos de vacuna antigripal inactivada según la forma de preparación del virus*

Por otro lado, también se dispone de una vacuna de subunidades, que incluye un adyuvante con objeto de incrementar su poder inmunógeno. Existe mucha experiencia de su utilización en España, con muy buenos resultados en cuanto a seguridad.

Las vacunas inactivadas se administran por vía intramuscular. En los adultos, se administra una dosis única. Los niños menores de 9 años que no hayan recibido nunca la vacuna, requieren dos dosis separadas por un intervalo de 4 semanas.

Las vacunas inactivadas tienen escasas contraindicaciones, aunque por su preparación en embrión de pollo está contraindicada en personas con alergia a las proteínas del huevo. Son contraindicaciones temporales de la vacuna los resfriados y otras infecciones respiratorias menores, si se acompañan de fiebre.

Los efectos adversos en forma de molestias locales como dolor, hinchazón, irritación, son relativamente frecuentes, y los efectos generales, como fiebre o malestar general, lo son mucho menos y ambos tipos desaparecen en 24-48 horas.

Tras la campaña de vacunación organizada en 1976 por el gobierno norteamericano contra una posible epidemia por un virus gripal de origen porcino (véase el capítulo 7), aparecieron numerosos casos de Síndrome de Guillain-Barré posiblemente asociados a la vacunación. A partir de entonces este síndrome no se ha vuelto a observar en ninguna campaña vacunal. El uso de la reordenación genética con el PR8, las modernas tecnologías de purificación de los antígenos y las mejoras introducidas en los procesos, proporcionan una elevada seguridad a las vacunas. Por otro lado, los rigurosos protocolos establecidos por las agencias encargadas de la evaluación y autorización de las vacunas (FDA, EMEA, Agencia Española del Medicamento), permiten asegurar su idoneidad e inocuidad.

Vacunación frente a la gripe estacional

La vacuna contiene tres cepas del virus gripal: un virus A(H1N1), un virus A(H3N2) y un virus B. La composición de esta vacuna trivalente debe ser revisada de forma periódica para incorporar las principales mutaciones en las proteínas HA y NA de los virus circulantes (deriva antigénica). Cada año, de forma coordinada por la OMS, y de acuerdo con los centros nacionales de vigilancia virológica de la gripe, se adopta una decisión sobre las cepas de virus gripal a incluir en la vacuna de la próxima campaña de vacunación.

La composición de la vacuna para la temporada 2009-2010 en el hemisferio norte es la siguiente: A/ Brisbane/59/2007 (H1N1); A/ Brisbane/10/2007 (H3N2), y B/ Brisbane/60/2008. La campaña de vacunación de la población se organiza cada año en los meses de septiembre a noviembre en el hemisferio norte, y de marzo a mayo en el hemisferio sur.

En España, los grupos de personas a las que se recomienda la vacunación contra la gripe estacional son los siguientes (véase el capítulo 1):

1. Personas de 65 o más años de edad, con o sin patología previa, residentes en instituciones o no. En diversas Comunidades Autónomas la edad se ha fijado a los 60 años.
2. Grupos con mayor riesgo de padecer complicaciones derivadas de la gripe. Adultos de menos de 65 años y niños/as de 6 meses o más de edad con condiciones clínicas especiales:

- Enfermedades cardiovasculares crónicas; enfermedades respiratorias crónicas (incluyendo displasia bronco-pulmonar, fibrosis quística y asma moderada-grave persistente).
- Diabetes mellitus tipo I y tipo II con tratamiento farmacológico; insuficiencia renal moderada-grave; hemoglobinopatías y anemias moderadas-graves; asplenia; enfermedad hepática crónica avanzada; enfermedades neuromusculares graves; pacientes con inmunosupresión (incluida la originada por infección por VIH o por fármacos o en los receptores de trasplantes).
- Residentes en instituciones cerradas, de cualquier edad a partir de 6 meses, que padezcan procesos crónicos.
- Niños/as y adolescentes, menores de 18 años, que reciben tratamiento prolongado con Apirina®, por la posibilidad de desarrollar un síndrome de Reye.
- Mujeres embarazadas, preferiblemente en el tercer trimestre del embarazo.

3. Grupos que pueden transmitir la gripe a personas que poseen riesgo de presentar complicaciones:
   - Profesionales sanitarios y parasanitarios: médicos, personal de enfermería y cualquier otro personal hospitalario y de centros de atención primaria.
   - Personas que trabajan en instituciones cerradas y otras instituciones para enfermos crónicos, que tengan contacto con pacientes o residentes.

- Personas que proporcionan cuidados domiciliarios (enfermeras, trabajadores voluntarios) a personas incluidas en grupo de riesgo.
- Personas que conviven en el hogar, incluidos niños, con personas de los grupos de riesgo.

4. Otros grupos en los que se recomienda la vacunación:
   - Personas que prestan servicios públicos esenciales: policías, bomberos, personal de protección civil, etcétera.
   - Viajeros internacionales: personas con mayor riesgo de complicaciones de gripe, que no fueron vacunadas en la temporada vacunal y que viajen al trópico en cualquier época del año, o viajen de abril a septiembre al hemisferio sur.

Vacunación frente a la Nueva gripe

El proceso para elaborar una vacuna estacional trivalente requiere largo tiempo, pues desde la selección de las cepas a incluir hasta la disponibilidad del producto transcurren más de 10 meses. Es evidente que cuando emerge un nuevo virus capaz de diseminarse con fuerza, como el aviar H5N1, o un virus pandémico, como el H1N1 2009, se debería disponer de una vacuna en un plazo mucho más corto, a poder ser inferior a 6 meses, con objetivos de contención o de mitigación. La irrupción del virus aviar H5N1 motivó que la EMEA (*European Medicines Agency*), agencia europea encargada de la evaluación y autorización de las vacunas, pusiera a punto un protocolo específico (*mock-up dossier*) para la valoración de las vacunas prepandémicas preparadas y ensayadas por los laboratorios farmacéuticos. Según dicho modelo, fueron autorizadas diversas vacunas prepandémicas H5N1 que contenían una cepa viral seleccionada (vacuna monovalente). Con objeto de ahorrar antígeno, dichas vacunas incorporaban un adyuvante, lo cual permitía disponer de vacuna para más población.

Recientemente, con motivo de la aparición del virus H1N1 y por la necesidad de poder contar en pocos meses con una vacuna, se ha utilizado de nuevo dicho protocolo. Las vacunas H1N1 preparadas según el mismo son idénticas en todo (contenido antigénico, excipientes, adyuvantes) a las vacunas prepandémicas H5N1, a excepción de la cepa viral. Todo ello ha conducido a que la presente sea primera pandemia de la historia en que se ha podido disponer de una vacuna para proteger a la población.

Tras los correspondientes procesos industriales y estudios sobre la capacidad protectora del producto, y de acuerdo con el protocolo mock-up, la EMEA ha autorizado las siguientes tres vacunas pandémicas que contienen una cepa H1N1 seleccionada (octubre, 2009):

- Focetria® (Novartis). Vacuna inactivada de subunidades. Incluye el adyuvante MF59. Obtenida en huevo embrionado. Cada dosis de 0,5 mililitros contiene 7,5 microgramos de antígeno.
- Pandemrix® (GSK). Vacuna inactivada fraccionada. Incluye el adyuvante AS03. Obtenida en huevo embrionado. Cada dosis de 0,5 mililitros contiene 3,75 microgramos de antígeno.

- Celvapan® (Baxter). Vacuna inactivada de virus entero. No adyuvada. Obtenida mediante cultivo celular. Cada dosis de 0,5 mililitros contiene 7,5 microgramos de antígeno.

Estas vacunas tienen dos formas de presentación: monodosis (jeringa precargada) y multidosis (vial de 10 dosis); esta última presentación incluye *tiomersal* como agente conservante.

No existen datos sobre si estas vacunas pueden administrarse de forma conjunta con la vacuna estacional, por ejemplo, en una misma visita al centro de vacunación. Por ahora no se aconseja.

En este momento de la pandemia, la vacunación tiene por objetivo mitigar su impacto sobre la población, mediante la vacunación de las personas con riesgo elevado de complicaciones, asegurar la capacidad de respuesta de la sociedad y proteger las infraestructuras críticas.

El Ministerio de Sanidad y Política Social de España, ha establecido contratos con las empresas productoras de vacunas pandémicas para el suministro de cantidades suficientes para proteger al 40% de la población, con posibilidad de ampliación hasta el 60%. Según estos acuerdos, las vacunas que de forma inmediata se dispondrán en España son: Focetria y Pandemrix. En estos momentos se halla en elaboración el programa para la administración de la vacuna a la población (campaña vacunal), que indicará la vacuna a recibir según edad y grupo de riesgo, así como la dosis.

Igualmente, se indicará la pauta vacunal más adecuada para la mujer embarazada.

Los *grupos prioritarios para recibir la vacuna en España* son los siguientes:

- Personas de más de 6 años con factores de riesgo de complicaciones (tabla 2.1)
- Embarazadas (tabla 2.1)
- Trabajadores sanitarios y sociosanitarios
- Trabajadores de los servicios de emergencias y seguridad (cuerpos de seguridad estatales, autonómicos y locales, bomberos, servicios de protección civil, personas de los servicios de atención telefónica de emergencias sanitarias y trabajadores de instituciones penitenciarias).

Es muy importante que las personas de los grupos prioritarios reciban la vacunación. A las personas de los grupos de riesgo clínico les reducirá la probabilidad de padecer la gripe y con ello la de presentar complicaciones. A los trabajadores sanitarios y sociosanitarios les reducirá el riesgo de infectarse y de transmitir la gripe a sus familiares y a sus pacientes; también permitirá asegurar el funcionamiento de los servicios sanitarios ante el posible elevado absentismo que pueda producir la gripe. La vacunación de los trabajadores de los servicios de emergencias y seguridad, permitirá asegurar el funcionamiento de otros servicios esenciales para la sociedad.

Puntos clave:

- La vacuna es la principal medida preventiva disponible frente a la gripe. Su eficacia y seguridad ha sido demostrada mediante numerosos estudios clínicos.
- Los efectos adversos de las vacunas inactivadas en forma de molestias locales como induración, dolor, irritación, son relativamente frecuentes, y los efectos adversos generales, como fiebre y malestar general, lo son mucho menos.
- La vacuna contra la gripe estacional contiene tres cepas del virus: incluye un virus A(H1N1), un virus A(H3N2) y un virus B. Su composición deben ser revisada anualmente.
- Recientemente han sido autorizada vacunas monovalentes contra el virus H1N1.
- En España, los grupos prioritarios para la recibir la vacuna contra el virus H1N1 son los siguientes: personas de más de 6 años con factores de riesgo de complicaciones, embarazadas, trabajadores sanitarios y sociosanitarios y trabajadores de los servicios de emergencias y seguridad.
- Es muy recomendable que las personas de los grupos prioritarios reciban la vacunación.

7. Los virus gripales

Los virus gripales de tipo A, B y C

Existen tres géneros o tipos principales de virus de la gripe o *Influenzavirus*: A, B y C. Los virus A infectan de forma natural al ser humano, a numerosos mamíferos como los cerdos, caballos, gatos, raramente a los perros, focas y ballenas, y a múltiples especies de aves. En todos ellos pueden producir casos esporádicos y epidemias de gripe, excepto en las aves salvajes migratorias, como los patos, que se infectan y diseminan el virus pero no padecen la enfermedad, es decir, no presentan síntomas. En cambio, las aves domésticas padecen la gripe de forma intensa y grave.

De los tres tipos de virus, los A tienen una destacada relevancia al ser los más importantes en cuanto a:

- Capacidad de generar enfermedad en el hombre
- Son los únicos que han producido pandemias
- Experimentan una notable variación antigénica

- Hace unos años dieron lugar a una gran alarma por la eclosión de la gripe aviar en humanos, que todavía persiste
- La muy reciente emergencia de la pandemia por un virus de origen porcino.

Los virus B sólo producen enfermedad en el ser humano, especialmente en niños, y no suelen dar lugar a epidemias de importancia. Los virus C raramente ocasionan enfermedad en los humanos, aunque pueden producir casos esporádicos y brotes epidémicos de ámbito localizado. En el hombre, el cuadro clínico gripal producido por los tres tipos de virus: A, B o C, es muy similar.

Estructura viral

Los viriones o partículas del virus gripal suelen mostrar una forma esférica, a veces en forma de bastón y otras en forma de filamentos. Su diámetro es de 80 a 120 nanómetros (véanse las figuras 1.2 y 1.7). Su material genético está constituido por ARN (ácido ribonucleico) de una sola cadena, fragmentado en ocho segmentos o genes (siete el virus C). Cada segmento codifica una proteína, excepto tres de ellos que codifican dos péptidos. En total hay 10 proteínas en el virus A (PB1, PB2, PA, HA, NA, NP, M1 y M2, NS1 y NS2), 11 en el virus B y 8 en el C. La estructura segmentada del genoma es una característica particular de los virus gripales, pues propicia la reordenación o intercambio de material genético, cuando dos virus distintos, por ejemplo, uno humano y otro porcino, infectan a una misma célula.

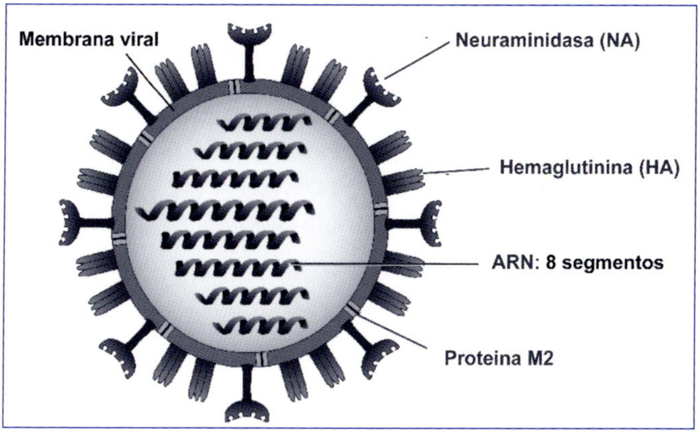

Figura 1.7. *Virus de la gripe A. Posee tres proteínas de superfície (HA, NA y M2). En el interior del virus pueden verse los ocho segmentos del genoma*
Fuente: Roche, 2003

Los viriones poseen un envuelta o membrana lipídica externa que deriva de la membrana citoplásmica de la célula invadida por el virus. En la parte interior de esta membrana hay una capa formada por la proteína matriz (M1), que es la más abundante del virus, y viene a ser como un armazón estructural. De forma integrada en la membrana se halla la proteína M2, que ejerce funciones de canal iónico y facilita la acidificación interna del virión; hay sólo unas 12-15 de estas proteínas por virión.

Por debajo de la membrana y de la capa de proteína matriz se encuentra la cápside viral, de simetría helicoidal, que contiene los ocho segmentos de genoma. Cada segmento posee una molécula de ARN, múltiples moléculas de una nucleoproteína (NP) y tres polimerasas (PB1, PB2, PA), y cada uno dirige la producción de una proteína viral o molécula química que realiza las funciones del virus. La nucleoproteina (NP) da soporte a la estructura helicoidal de la cápside. Las polimerasas forman un complejo enzimático que cuando el virus invade una célula realiza la síntesis del ARN de la progenie de virus que se genera dentro de la misma. Las características de la cápside permiten diferenciar los tres tipos de virus A, B y C.

La membrana externa de los virus de tipo A está recubierta por dos tipos de espículas de glicoproteínas: la hemaglutinina (HA) y la neuraminidasa (NA) (véase la figura 1.7), que tienen gran relevancia para la infectividad del virus y la correspondiente respuesta inmunitaria del huésped, y de forma asociada, para la preparación de vacunas y antivirales. La fotografía del virus al microscopio electrónico muestra la membrana viral rodeada de espículas radiales (véase la figura 1.2).

Estas proteínas determinan los subtipos que pueden definirse en los virus de tipo A. Existen 16 subtipos diferentes de HA (denominados H1 hasta H16 de forma consecutiva) y 9 de NA (N1 a N9), que en su conjunto únicamente se han descrito en las aves acuáticas. El virus recibe su denominación de acuerdo con las espículas HA y NA que presenta en su superficie; por ejemplo, un virus cuya HA sea del tipo H3 y la NA del tipo N2, se denomina subtipo H3N2. Los subtipos se subdividen, a su vez, en cepas o variantes antigénicas. Así, por ejemplo, el virus pandémico H1N1 de 2009, es una nueva cepa que era desconocida hasta el momento de su aparición. No existen subtipos para los virus de tipo B y C.

La **hemaglutinina HA** es el principal antígeno de la superficie del virus, y cuando éste invade a una persona induce la producción de anticuerpos neutralizantes o protectores. En cada virión hay unas 400 espículas de HA que se distribuyen de forma uniforme por la superficie externa del virus. La función de esta proteína consiste en proporcionar al virus un mecanismo de unión con la célula susceptible de ser invadida, y facilita la fusión o penetración del genoma del virus en la célula.

La **neuraminidasa NA** es el otro destacado antígeno de la superficie. Suele haber unas 50 espículas por virión y se disponen de forma irregular. Su función es permitir la liberación o salida de los viriones que se han formado dentro de las células invadidas, por lo tanto, facilita la infectividad del virus. Los anticuerpos frente a la NA no neutralizan el virus ni bloquean la infección, pero reducen su capacidad de difusión en las células del aparato respiratorio, y así reducen los efectos de la invasión viral. Los medicamentos antivirales llamados inhibidores de la neuraminidasa (oseltamivir y zanamivir), inhiben la NA, con lo que disminuyen la carga viral, las manifestaciones clínicas y la duración de la enfermedad. La respuesta inmunitaria generada frente a los antígenos HA y NA, es específica de la cepa viral.

Aparte de las referidas, los virus gripales A cuentan con otras importantes proteínas que actúan en la replicación e interacción con el huésped. La proteína NS1 bloquea la respuesta de la célula a la infección, basada en la producción de interferón. La proteína PB1-F2 modula la muerte programada de la célula invadida.

Linajes virales humanos

La gripe humana está producida por los referidos virus de tipo A, B y C, que se propagan de forma natural de persona a persona. De los virus A, sólo tres subtipos han establecido linajes estables en el ser humano: H1N1, H2N2 y H3N2. Del conjunto de las 16 HA y 9 NA observadas en las aves, en los humanos solamente se han descrito las siguientes: H1, H2 y H3, y N1 y N2, que corresponden a los citados subtipos: H1N1, H2N2 y H3N2. En el momento actual, únicamente circulan en la población humana variantes menores de los subtipos H1N1 y H3N2, que son las causantes de la gripe estacional, a las que cabe añadir la variante H1N1 de origen porcino recientemente emergida.

El cerdo y el caballo poseen también linajes propios. En cambio, varios mamíferos como las ballenas, focas, leones marinos y nutrias, se infectan sin haber formado nunca reservorios estables.

Variaciones antigénicas

Los virus de la gripe, como todos los que contienen ARN, son muy variables debido a su baja fidelidad de copia, por la falta de corrección de errores de la polimerasa o maquinaria de replicación del ARN. Esta generación de diversidad se ve complementada por el carácter segmentado del genoma, pues si una célula resulta infectada por dos virus diferentes, existe la posibilidad de que intercambien o mezclen su material genético. Estos mecanismos de variación permiten que los virus gripales puedan adaptarse fácilmente a los entornos cambiantes. La variaciones afectan especialmente a los antígenos de superficie, HA y NA, y se clasifican en variaciones menores y mayores.

- Los **cambios antigénicos menores o deriva antigénica *(antigenic drift)*,** se deben a la aparición de una o más mutaciones puntuales en los genes que codifican la HA, y en menor medida la NA, de un subtipo viral. Estos cambios son una estrategia selectiva del virus para escapar a la creciente resistencia o inmunidad que su prolongada circulación crea en la población humana. Se traducen en una modificación de las propiedades antigénicas del virus. Dan lugar a la aparición de una nueva cepa o variante viral, de las que resultan las recurrentes ondas epidémicas de gripe estacional que aparecen cada dos o tres años. Los virus B también sufren variaciones menores, pero en un plazo temporal más alargado.
- Los **cambios antigénicos mayores** (***antigenic shift***), consisten en la substitución de uno o ambos antígenos de superficie (HA y NA), en especial el HA, por otro diferente. Se debe a que un virus humano ha incorporado un gen o ambos genes codificadores de las proteínas HA y NA, de un virus de otra especie. También puede incorporar genes codificadores de otras proteínas. Con ello aparece un nuevo subtipo, que no ha circulado antes, y frente al que el ser humano no posee inmunidad, circunstancia que posibilita el desarrollo de una pandemia. Estos cambios no ocurren en los virus B.

Los cambios mayores se pueden producir por reordenación genética o por mutaciones adaptativas:

- La **reordenación genética** consiste en el nuevo ensamblaje de segmentos genéticos de dos virus, que pasan a constituir un nuevo subtipo. En las pandemias de 1957 y 1968 se produjo una reordenación entre virus humanos y aviares. Así, en la pandemia de 1957 se produjo una reordenación entre el subtipo circulante H1N1 y un virus aviar H2N2. Con ello el nuevo virus humano H2N2 incorporó tres segmentos del virus aviar: HA, NA y PB1, y mantuvo cinco segmentos del virus H1N1 de 1918. En la pandemia de 1968 tuvo lugar una reordenación entre el virus circulante H2N2 y un virus aviar H3; el nuevo virus humano H3N2 incorporó dos segmentos del virus aviar: HA y PB1, y mantuvo cinco del virus H1N1 de 1918.

  Las reordenaciones genéticas son frecuentes en los cerdos. Así, el nuevo virus H1N1, causante de la pandemia de 2009, es el resultado de una reordenación entre el virus porcino americano y el de Eurasia. Las reordenaciones pueden aparecer de forma esporádica y natural, o ser elaboradas en el laboratorio en el proceso de obtención de una cepa avirulenta para preparar una vacuna.

- Las **mutaciones adaptativas** consisten en una acumulación de mutaciones que conducen a la adaptación humana de un virus procedente de otra especie. Este proceso probablemente ocurrió en la pandemia de 1918. En ella, un virus aviar H1N1, tras una serie de mutaciones adaptativas pasó a constituir un linaje humano. Existen evidencias científicas de que el nuevo virus procedía por completo de un ave.

Entrada, replicación del ARN y liberación de viriones

La acción dañina del virus gripal depende de su capacidad para entrar y multiplicarse en las células de la mucosa que recubre la cavidad nasal, laringe, bronquios y tráquea. Para ello, los virus deben adherirse a unos receptores específicos de la célula epitelial, ser adsorbidos por la membrana celular y penetrar en el interior de la célula. A continuación el ARN viral se replica en el núcleo celular. Cuando el ARN se ha replicado, toda la maquinaria de la célula orienta su actividad a la síntesis de las proteínas virales. Los viriones se producen por gemación en la membrana de la célula, en la que confluyen todos sus componentes. La NA interviene en su liberación fuera de la célula.

Pocas horas después de la infección, ya se liberan viriones, hecho que conduce a la muerte de la célula y a la invasión de otras. Todo ello merma el sistema inmunitario y produce un proceso inflamatorio en el que se liberan múltiples enzimas y moléculas biológicas que dan lugar a la fiebre y al conjunto de síntomas de la gripe. La intensidad y gravedad de las manifestaciones clínicas depende de las características de patogenicidad y virulencia de la cepa viral, y de la capacidad de respuesta del huésped. En la gripe estacional las lesiones producidas predisponen al aparato respiratorio hacia las sobreinfecciones bacterianas. En cambio, algunos virus, como el H5N1 aviar y el H1N1 de 2009, muestran mayor capacidad para penetrar en los alveolos pulmonares y provocar daño pulmonar severo.

Infección humana por virus gripales de otras especies animales

Ocasionalmente, se han aislado en humanos virus originados en aves, porcinos y equinos, que fueron transmitidos a sujetos expuestos. Aunque han producido casos esporádicos de gripe, e incluso algún episodio de transmisión secundaria, hasta la reciente eclosión del virus H1N1, de origen porcino, ninguno de estos virus había dado lugar al establecimiento de cadenas de propagación interhumana y pasado a formar parte del repertorio de virus humanos.

Los sistemas inmunitarios y de defensa del hombre y de los animales poseen una propiedad biológica, llamada *restricción de huésped*, que impide el paso de virus gripales de una especie a otra. El hecho de que los subtipos virales tengan una denominación común, por ejemplo, H1N1, independientemente de que sean aviares, porcinos o humanos, no significa que los virus se transmitan de forma natural de una especie a otra. El virus debe vencer la *restricción de huésped* y realizar un *salto de especie*, para que sea aceptado por otra especie y dé lugar a una propagación secundaria. Recientemente ha ocurrido con el virus porcino H1N1 de 2009.

El reservorio aviar

Las aves salvajes migratorias, en especial las acuáticas como los patos y las zancudas, constituyen el reservorio natural de los virus A (véase la figura 1.3). Estas aves se infectan y transportan los virus gripales sin presentar síntomas. Los virus se multiplican en su intestino y se excretan por las heces a elevada concentración, siendo éstas muy infectivas. El material fecal vertido en el agua, incluso a muy baja concentración, es el mecanismo principal por el que se infectan las aves. La vía oral es la habitual puerta de entrada del virus, aunque también puede hacerlo por las conjuntivas o el aparato respiratorio.

La estrecha convivencia durante siglos entre aves acuáticas y virus gripales ha dado lugar a una adaptación entre ambos y a la naturaleza no virulenta de la infección, de manera que las aves conforman un enorme y móvil reservorio en el que se perpetúan los virus. Las aves salvajes pueden transportar virus a largas distancias y excretarlos en grandes cantidades, sin mostrar ningún síntoma.

Virus aviares de alta y baja patogenicidad en las aves domésticas

Los virus que no son patógenos para las aves acuáticas pueden serlo para otras especies de aves. Existen cepas aviares de alta patogenicidad que ocasionan infecciones en las aves de corral, produciendo síntomas respiratorios, apatía, hinchazón en la cabeza, crestas azules y diarrea, que son la expresión de una enfermedad generalizada con invasión de múltiples órganos. El contagio y el inicio son muy rápidos y la mortalidad puede alcanzar el 100% en 48 horas. Por el contrario, las cepas de baja patogenicidad producen una infección leve, en la que se altera el plumaje, se reduce la producción de huevos y se afecta, a veces, el aparato respiratorio.

Todos los subtipos de HA (H1-H16) existentes en el reservorio aviar pueden ocasionar enfermedad leve en las aves domésticas, mientras que las que producen enfermedad grave siempre son variantes de los subtipos H5 y H7. Un aspecto destacado es que los virus de baja patogenicidad pueden adquirir virulencia con facilidad en las aves domésticas. Esta propensión a la mutación hacia formas virulentas explica la necesidad de adoptar medidas agresivas de control siempre que se detecten infecciones por H5 o H7.

La gripe aviar en el ser humano

Las aves domésticas padecen la gripe y muy ocasionalmente la pueden transmitir al hombre. Los virus aviares han mostrado ser muy restrictivos en cuanto a la posibilidad de replicarse en humanos o en primates. La infección desde aves domésticas al hombre se ha documentado en los frecuentes brotes de gripe aviar del subtipo H5N1 habidos desde el año 1997.

En mayo de 1997 un niño de 3 años murió en cuidados intensivos de un hospital de Hong Kong, al quinto día del ingreso, con los diagnósticos de síndrome de Reye, neumonía aguda viral primaria y síndrome de distrés respiratorio. En las muestras de aspirado traqueal se aisló un virus gripal que no reaccionaba frente a los antisueros de subtipos virales recientes, humanos o porcinos. Tras diversas pruebas, se determinó que era un virus A(H5N1), de origen aviar según sus ocho segmentos de ARN, y de elevada patogenicidad para las aves domésticas. La gravedad de la infección del niño seguramente se complicó con la administración de Aspirina®. Era la primera vez que se aislaba dicho subtipo viral en humanos.

Desde marzo hasta inicios de mayo de 1997 se habían registrado brotes de gripe en granjas de Hong Kong; en tres granjas murieron más del 70% de las aves. No existía ninguna evidencia que relacionara el niño con las granjas. Sin embargo, la guardería a la que asistía el niño tenía un patio por el que corrían polluelos y patitos; algunos de los primeros enfermaron y murieron una semana antes de que el niño se pusiera enfermo. Estos animales no pudieron ser estudiados ya que todos murieron cuatro meses antes de iniciar la investigación epidemiológica. Los virus aislados en aves infectadas, como gallinas y gansos tenían gran homología con el virus del niño.

Más adelante, en noviembre y diciembre de 1997, se identificaron otros 17 casos de infección por H5N1 en pacientes hospitalizados en Hong Kong. La edad variaba de 1 a 60 años y 10 eran mujeres. Seis de los 18 pacientes murieron. Estos pacientes presentaban una neumonía grave a los pocos días de enfermar, que requería soporte ventilatorio. El cuadro clínico era muy agresivo con un rápido deterioro. El diagnóstico final fue de síndrome de distrés respiratorio y fallo orgánico múltiple. A excepción de un caso, ninguno de los pacientes padecía enfermedades de base que pudieran explicar la gravedad clínica. El virus se aisló en 16 de los 18 casos; en dos, el diagnóstico se hizo por serología.

El estudio molecular confirmó el origen aviar del subtipo viral y se descartó que hubiera ocurrido una reordenación con virus gripales humanos. En la mayor parte de los casos, se pudo trazar la pista de un contacto directo con aves. El brote cesó tras el sacrificio de todas las gallinas de Hong Kong---cerca de 1,5 millones---con objeto de eliminar la posibilidad de exposición humana a aves infectadas. En el brote hubo escasas transmisiones secundarias de la infección gripal. La ausencia de enfermedad en los trabajadores de granjas y mercados o en los que realizaron el sacrificio de la aves indica que el virus no cruza fácilmente la barrera de especie.

El virus fue detectado de nuevo en aves de granjas y mercados de animales vivos de Hong Kong en mayo de 2001 y en febrero y abril de 2002, por lo que se procedió a nuevos sacrificios masivos de aves. En febrero de 2003 se confirmaron dos nuevos casos humanos: un muchacho de 9 años y su padre de 33, de una familia residente en Hong Kong que acababa de volver de un viaje al interior de China, en el que una hija de 8 años había muerto por causas desconocidas. El virus H5N1 era aviar pero diferente de la cepa detectada en 1997. Este brote mostró que el virus circulaba en China.

En el año 2004, se registraron numerosos brotes en granjas avícolas de Camboya, China, Laos, Indonesia, Corea, Japón, Malasia, Tailandia y Vietnam. En estos países, fue necesario sacrificar más de 120 millones de aves, hecho que comportó grandes costes sociales y económicos, pues la cría de aves suponía una agricultura de subsistencia que era la base económica de muchas familias. El estudio de los brotes puso en evidencia importantes cambios en la ecología y evolución del virus H5N1, favorecedores de su potencial epidémico y pandémico. El subtipo H5N1 se había hecho endémico en muchas zonas de Asia, habiendo establecido un reservorio permanente en las aves domésticas. Además había expandido su rango de huéspedes, pues la infección se detectó en tigres, leopardos y cerdos, adquirida por vía natural.

Durante el año 2005, los brotes en aves persistieron en diversos países del sudeste asiático y en julio se produjo su expansión hacia el norte de Asia y este de Europa. En enero de 2006 se registraron casos humanos por el H5N1 en Turquía, hecho que acercó a Europa el serio problema de la gripe aviar que desde su eclosión en Hong Kong en 1997, se hallaba circunscrito en cuanto a patología humana a diversos países del sudeste asiático. En los años 2006-2008 los brotes aviares y casos humanos han afectado de forma importante Indonesia y Egipto, aunque por la prohibición de exponer aves vivas en los mercados, la vacunación de las aves domésticas y el saneamiento de las instalaciones avícolas, se ha conseguido una notable disminución de los brotes aviares en muchos de los países afectados.

Desde el año 2003 hasta septiembre de 2009, han ocurrido más de 440 casos de gripe aviar en el ser humano, en 15 países, con una letalidad del 60%, que puede considerarse muy elevada. Los países con más casos han sido Indonesia, China, Vietnam, Tailandia, Egipto y Turquía. Prácticamente todos los casos humanos han sido atribuidos al contacto directo con aves o con sus secreciones y heces. La propagación desde una persona enferma a una sana se ha notificado muy raramente, y en ningún caso la transmisión ha continuado más allá de una persona.

Tuvo notable relieve el caso sucedido en 2004 en Tailandia, en que Sakuntala, una niña de 11 años de edad, presentó fiebre y malestar general, tras ser expuesta en su casa a gallinas enfermas de gripe. Fue ingresada en un hospital de la zona, a 100 kilómetros de Bangkok. A los tres días, su madre, Pranee, de 27 años, que vivía en esa ciudad acudió al hospital para acompañar a su hija moribunda. Tanto la madre como una tía, que también visitó a la niña, desarrollaron fiebre y neumonía aguda. Ninguna de ellas había manipulado aves y se dedujo que se habían infectado al abrazar a la niña sin adoptar medidas de protección. Ambas fueron positivas al virus H5N1. La niña y la madre murieron.

En cuanto a los casos humanos por H5N1, destacan los siguientes aspectos: la mayor parte son niños o adultos jóvenes previamente sanos; los síntomas iniciales consisten en un cuadro gripal intenso; algunos enfermos aquejan dolor abdominal, diarrea, vómitos, dolor pleurítico y sangrado nasal. En el curso clínico destaca la rápida aparición de una neumonía con importantes cambios radiográficos. Progresivamente se establece un fallo respiratorio, junto a síndrome de distrés respiratorio y afectación multiorgánica.

Las posibilidades de que se produzca la transferencia de un nuevo virus desde las aves al ser humano y ocasione una pandemia, depende de la frecuencia de las infecciones humanas. Por ello es esencial limitar la circulación de los virus aviares, evitar la exposición a aves enfermas, realizar la rápida detección de los infectados para proceder a su aislamiento y tratamiento, y potenciar la preparación y capacidad de respuesta de los países. En la actualidad, la gripe aviar es objeto de una notable vigilancia epidemiológica y de acciones de control por parte de la OMS.

La gripe porcina en el ser humano

Como ya se ha dicho, a veces los virus del cerdo pueden transmitirse al ser humano y producir enfermedad. El mecanismo de propagación suelen ser gotitas respiratorias y aerosoles de los cerdos que por contacto o proximidad física pasan a la boca, mucosas y vías aéreas del hombre. El principal factor de riesgo es la exposición laboral a cerdos. En general, el cuadro clínico es más leve o similar al de la gripe estacional, aunque a veces ha habido complicaciones y muerte, incluso en sujetos sin enfermedades de base. La propagación de estos virus de persona a persona ha sido escasa, produciendo una sola generación de casos y sin cadenas de propagación. Los subtipos virales transmitidos al hombre son los linajes propios del cerdo: H1N1, H1N2 y H3N2, además de virus con reordenaciones triples, con segmentos genómicos porcinos, aviares y humanos, detectados en EEUU y Tailandia.

Solamente se ha descrito una epidemia humana por virus gripal porcino: el brote ocurrido en el campamento militar de Fort Dix, en el estado de New Jersey, EEUU, en enero y febrero de 1976. Tuvo notable importancia, tanto por su magnitud como por su repercusión en la salud pública del país. El 5 de enero de 1976, tras finalizar el permiso de Navidad se identificó un brote de enfermedad febril respiratoria en reclutas. En total, hubo 230 enfermos, con 12 hospitalizaciones y una muerte. El laboratorio identificó en la mayor parte de las muestras el subtipo H3N3, la cepa humana circulante aquella temporada, pero en cinco muestras se aisló el virus porcino H1N1. Durante el mes de febrero, los estudios serológicos pudieron identificar ocho nuevos casos de soldados con dicho virus. De los 13 casos positivos, uno murió, siendo los estudios necrópsicos indicativos de neumonía viral.

Investigaciones posteriores no hallaron ningún antecedente de exposición a cerdos. Por otra parte, el virus porcino no tuvo diseminación fuera del campamento. Poco después, ante el temor de que el virus porcino ocasionara una pandemia, la autoridad sanitaria tomó la decisión de proceder a la vacunación masiva de la población estadounidense, y en pocos meses se vacunó a 40 millones de personas. La aparición en personas vacunadas de un excesivo número de casos de síndrome de Guillain-Barré, probablemente asociados a la vacunación, además de la falta de circulación del virus porcino durante la estación gripal, supusieron la suspensión de la campaña.

En España, en noviembre del 2008, un médico que formaba parte del sistema de vigilancia centinela de la gripe, identificó una paciente con un cuadro gripal en una población de 200 habitantes de Teruel. Dicha paciente trabajaba en una granja de cerdos familiar. No se encontró ningún caso más en la familia. En las muestras tomadas, el laboratorio del Centro Nacional de Gripe, del Instituto de Salud Carlos III, en Madrid, identificó un virus A subtipo H1, cercano a un virus A, de origen porcino, aislado en el año 2002 en humanos.

Puntos clave:

- Los virus de tipo A son los principales responsables de la gripe estacional de cada año y los únicos que han producido pandemias.
- Los virus de la gripe, como todos los que contienen ARN, presentan gran variabilidad, debido a la falta de corrección de errores de la polimerasa o maquinaria de replicación del ARN.
- La estructura segmentada del genoma de los virus gripales, facilita la posible generación de un nuevo subtipo viral cuando dos virus de diferente origen infectan a una misma célula.
- La aparición de un nuevo subtipo viral, frente al cual la mayor parte de la población se halla en situación de susceptibilidad, puede dar lugar a una pandemia.
- De los virus A, solamente tres subtipos han establecido linajes estables en humanos: H1N1, H2N2 y H3N2
- Las aves salvajes migratorias constituyen el reservorio natural de los virus A.
- Ocasionalmente se producen casos esporádicos de gripe humana por virus de procedencia aviar, porcina o equina.
- Los más de 440 casos de gripe humana por el virus aviar H5N1 que han ocurrido desde el año 2003 en 15 países, han tenido una elevada gravedad, con una letalidad del 60%. La amenaza de pandemia por un virus aviar persiste.

Glosario

Adamantanos. Fármacos antivirales (Amantadina y Rimantadina), que inhiben los canales iónicos del virus (proteína M2). Usados para el tratamiento y profilaxis de la gripe A. Gran parte de los subtipos virales y cepas presentan resistencia. Posibles efectos secundarios: nerviosismo, insomnio, mareo, delirios, alucinaciones y otras. Se administran por vía oral.

ADN. Abreviación de ácido desoxiribonucleico. Macromolécula de doble hebra formada por nucleótidos. Contiene la información genética usada en el desarrollo y funcionamiento de los organismos vivos y de algunos virus.

Adyuvante. Substancia que se añade a las vacunas y es capaz de estimular la respuesta inmunitaria, en el sentido de acelerarla, aumentarla o prolongarla, sin que por si misma posea ningún efecto inmunógeno.

Agente infeccioso. Microorganismo que introducido en un ser humano o animal puede causar infección y enfermedad.

Aislamiento (de un paciente). Ubicación separada de un paciente que padece una enfermedad infecciosa transmisible de persona a persona, en una habitación concreta de un centro sanitario. La habitación debe reunir ciertas condiciones y, para entrar en ella los sanitarios deben usar determinadas medidas protectoras.

Anticuerpo. Proteínas sintetizadas por los linfocitos B, que se combinan con los antígenos que han entrado dentro del organismo, provocando su destrucción a través de la acción de linfocitos T, leucocitos polinucleares y macrófagos.

Antígeno. Molécula extraña que al ser introducida en el ser humano desencadena la producción de anticuerpos específicos.

Antígenos de superficie. Espículas formadas por las glicoproteínas hemaglutinina (HA) y neuraminidasa (NA) existentes en la membrana externa de los virus gripales y que constituyen sus antígenos más relevantes. Permiten subtipar el virus. La proteína M2 es otro antígeno de superficie.

Antiviral. Medicamento que se destina al tratamiento y profilaxis de las infecciones víricas.

ARN. Abreviación de ácido ribonucleico. Macromolécula formada por una disposición lineal de nucleótidos. Existen diversos tipos. Interviene en la síntesis de proteinas.

Asplenia. Ausencia, congénita, quirúrgica o traumática, del bazo. Se asocia a riesgo de infecciones.

Autoinoculación. Infección gripal producida por una persona a si misma mediante la introducción de partículas contaminadas en sus propias mucosas.

Brote epidémico. Aparición de un número de casos de una enfermedad que supera lo esperable o usual para aquella zona y tiempo. Suele usarse para expresar un fenómeno de dimensión limitada, por ejemplo cuando ocurre en una escuela, centro o localidad.

Cambios antigénicos mayores. Aparición de un nuevo subtipo viral, frente al que la mayor parte de la población se halla en situación de susceptibilidad. Puede originar un pandemia. Variación mayor o salto antigénico (*antigenic shift*).

Cambios antigénicos menores. Aparición de una o más mutaciones puntuales en los genes que codifican la HA, y en menor medida la NA, de un subtipo viral. Se deben a la presión selectiva inducida por la progresiva adquisición de inmunidad por los humanos, y que se traduce en un cambio de las propiedades antigénicas del virus. Dan lugar a la aparición de una nueva cepa o variante viral. Variación menor, deslizamiento o deriva antigénica *(antigenic drift).*

Caso confirmado. Caso clínico sospechoso de gripe A(H1N1) 2009 que ha sido confirmado mediante una prueba diagnóstica de laboratorio, en especial, la PCR.

CDC de los Estados Unidos de América (*Centers for Disease Control and Prevention*). Organismo público dependiente del gobierno de los EEUU que se encarga de la vigilancia, prevención y control de las enfermedades, la salud ambiental y la promoción de la salud, a nivel federal. En su web puede obtenerse información relevante sobre la gripe (http://www.cdc.gov).

CDC europeo (*European Centre of Disease Prevention and Control*). Centro establecido en 2005 como agencia de la Unión Europea para impulsar las actividades de defensa frente a las enfermedades infecciosas. Su sede se halla en Estocolmo. En su web puede obtenerse información relevante sobre la gripe (http://www.ecdc.europa.eu/en/Pages/home.aspx).

Cepa viral. Variante antigénica de un subtipo de virus gripal.

Circulación viral. Cepas de linajes virales humanos que circulan durante la temporada gripal, de persona a persona, en una determinada área geográfica. Cuando emerge una pandemia gripal, el nuevo virus suele adquirir una circulación preponderante, reduciéndose la de los demás que pueden incluso desaparecer.

Citoquinas. Proteínas solubles que funcionan como señales entre células, especialmente a nivel local aunque también pueden desplazarse a distancia. Forman parte de la respuesta inmunitaria ante un agente infeccioso.

Codificación de una proteína. Producción de una proteína en función de la secuencia de nucleótidos de un gen.

Confirmación diagnóstica. Prueba de laboratorio o conjunto de pruebas que permiten confirmar o dar certeza a un diagnóstico.

Contactos. Personas con las que se mantiene una relación física próxima. Un sujeto que padece una enfermedad infecciosa puede transmitirla a sus contactos. Los niños pequeños son grandes transmisores de la gripe porque mantienen numerosos contactos físicamente muy próximos.

Contagiosa (enfermedad). Aquella que se propaga de una persona a otra, como por ejemplo, la gripe.

Contención. Actividades de control sanitario destinadas a reducir la intensidad y a evitar la extensión geográfica de una enfermedad infecciosa.

Contraindicaciones de una vacuna. Situaciones de edad, enfermedad, condición fisiológica, alergia, u otras, que desaconsejan la administración de una vacuna.

Cuarentena. Separación en el hogar o en un lugar determinado (hotel, campamento), con limitación de movimientos, de las personas que han estado expuestas a un agente infeccioso o a un paciente que padece una enfermedad infecciosa. Si bien en el momento del inicio de la cuarentena no presentan síntomas, podrían llegar a enfermar y propagar el agente. La restricción de los movimientos tiene por finalidad contribuir a limitar la extensión de la infección.

Deriva antigénica. Cambio antigénico menor (*drift*) en un virus gripal, que da origen a una variante antigénica o cepa. Se debe a la estrategia selectiva de los virus para escapar a la creciente resistencia o inmunidad que su circulación crea en la población humana.

Diseminación viral. Difusión o extensión territorial de un virus gripal (*seeding*).

EMEA. *European Medicines Agency* o *Agencia Europea de Medicamentos*. Organismo de la Unión Europea responsable de la protección y promoción de la salud pública y animal, mediante la evaluación y supervisión de los medicamentos de uso humano y veterinario. http://www.emea.europa.eu/.

Endemia. Presencia permanente de una enfermedad infecciosa en una población, área o centro. Nivel endémico.

Enfermedad infecciosa o transmisible. Conjunto de manifestaciones clínicas producidas por una infección. Cualquier enfermedad causada por un agente infeccioso o sus productos tóxicos, que se produce por la transmisión de este agente o productos, desde un huésped infectado, o un reservorio inanimado, a un huésped susceptible.

Enfermedades infecciosas emergentes. Enfermedades infecciosas nuevas o reemergentes, la incidencia de las cuales ha aumentado en los humanos en las últimas décadas, o es probable que aumente en el próximo futuro. Por ejemplo, sida, SARS, gripe A(H1N1) 2009.

Enfermedad crónica. Transtorno orgánico y funcional que obliga a una modificación de la manera de vivir del individuo, y que ha persistido y es probable que persista durante mucho tiempo. Tiene un curso prolongado, no se resuelve espontáneamente, y raramente se cura de forma completa.

Epidemia. Aparición de un número o nivel de casos de una enfermedad que supera lo esperable o usual según la zona y tiempo. Este término se emplea para expresar un fenómeno de cierta dimensión que afecta a una población extensa o región y tiene relevancia social.

Epidemiología. Ciencia que estudia la distribución y las causas de las enfermedades en la población.

Exceso de mortalidad por la gripe. Es el exceso de muertes atribuible a la gripe, que forma parte del aumento natural de muertes que se produce en cada otoño e invierno.

Factor de riesgo. Factor individual que aumenta la probabilidad de desarrollar una enfermedad o complicación en la persona que lo presenta.

Fases de una pandemia. La OMS ha establecido seis fases de alerta pandémica cuando un virus se convierte en una amenaza para la salud humana.

FDA. *US Food and Drug Administration*. Es la Agencia del gobierno de los Estados Unidos responsable de la regulación de alimentos, medicamentos (humanos y veterinarios), cosméticos, aparatos médicos y productos biológicos. http://www.fda.gov/.

Focetria®. Nombre comercial de la vacuna antigripal monovalente contra el virus pandémico A(H1N1) 2009, preparada por el laboratorio Novartis. Contiene el adyuvante MF-59.

Flu party. Reunión en la que de manera voluntaria unas personas se exponen a otra que padece una gripe de carácter leve, a efectos de contraer un cuadro semejante y adquirir inmunidad. Tiene el peligro de que la infección contraida puede ser grave, además el virus de las próximas oleadas puede ser diferente, con lo que la inmunidad adquirida serviría de poco.

Fuente de la infección. Persona, animal, objeto o substancia desde donde el agente infeccioso pasa a un huésped. Es un hábitat ocasional, donde el agente mantiene la capacidad para reproducirse.

Gen. Secuencia lineal de nucleótidos de ADN o ARN que entre otras funciones sirve para codificar proteínas.

Genoma. Material genético contenido en las células de un organismo.

Gripe o influenza. Cuadro clínico característico de inicio brusco, con fiebre y escalofríos, malestar general, tos, dolor de cabeza y otros síntomas, que aparece tras la infección por un virus gripal. Síndrome gripal.

Gripe A. Gripe producida por un *Influenzavirus* A. Es la gripe más común y la única que ha dado lugar a pandemias.

Gripe B. Gripe producida por un *Influenzavirus* B. Aparece en forma de epidemias estacionales.

Gripe C. Gripe producida por un *Influenzavirus* C. En los humanos solamente aparecen casos esporádicos.

Gripe aviar. Enfermedad gripal de las aves producida por virus aviares. La gripe de las aves domésticas suele ser grave y letal. Puede ser transmitida a los mamíferos como el cerdo, y ocasionalmente al hombre.

Gripe estacional. Aumento substancial del número de casos de gripe humana que en los países de clima templado se produce cada año en otoño e invierno. En la mayoría de años se alcanzan niveles epidémicos.

Gripe pandémica. Cuadro clínico de gripe producido por un virus pandémico. Pandemia de gripe producida por un nuevo virus.

Grupo de riesgo. Grupo de personas que por su edad, enfermedades previas, fragilidad, condición fisiológica (embarazo), situación física (obesidad mórbida) u otras, tiene riesgo de presentar complicaciones si padece la gripe.

Hemaglutinina (HA). Glicoproteína situada en la membrana externa del virus. Es uno de los antígenos de superficie de los virus gripales. Produce la aglutinación de los hematíes. Responsable de la unión del virus con la célula infectada.

Huésped susceptible. Sujeto que tiene riesgo de adquirir una infección al no poseer inmunidad natural ni adquirida frente a la misma, debido a que no la ha padecido o a que no ha sido vacunado.

Infección. Entrada y multiplicación de un agente infeccioso en los tejidos de un huésped. Puede producir cambios serológicos y enfermedad.

Infección cruzada. Infección o material infectivo que una persona transfiere desde un enfermo a una tercera persona, en general a través de las manos.

Infectividad. Capacidad de un agente infeccioso para penetrar y multiplicarse en el huésped. Se cuantifica mediante la proporción de sujetos que presentan cambios serológicos, tengan o no síntomas.

Influenza. Término introducido en Italia a inicios del siglo XV para denominar una epidemia gripal que fue atribuida a la influencia de las estrellas. En el siglo XVIII fue adoptado por los ingleses. Es frecuente su utilización como sinónimo de gripe.

Inhibidores de la neuraminidasa. Fármacos antivirales (Oseltamivir y Zanamivir), que inhiben la neuraminadasa.

Inmunidad. Conjunto de defensas biológicas para evitar la infección y la enfermedad.

Inmunidad adquirida. La desarrollada cuando se introduce una substancia antigénica dentro del organismo humano.

Inmunidad celular. Respuesta inmunológica mediada por células de linfocitos T. Actúa contra los microorganismos intracelulares, como los virus, que pueden sobrevivir en el interior de las células del huésped, donde no tienen acceso los anticuerpos circulantes.

Inmunidad colectiva o de grupo. Nivel de inmunidad existente en una población ante determinada infección, que bloquea o dificulta de forma elevada la circulación del agente infeccioso causal. Se puede alcanzar mediante la adecuada cobertura vacunal.

Inmunidad humoral. Respuesta inmunológica específica mediada por los anticuerpos circulantes producidos por las células B, y por otros componentes.

Inmunidad natural. La específica y duradera desarrollada por un individuo tras padecer una determinada enfermedad infecciosa. Muchas de ellas no generan inmunidad.

Inmunocomprometida (persona). Aquella que padece una enfermedad que ha disminuido o afectado su capacidad de respuesta inmunitaria.

Inmunogenicidad. Capacidad de un agente infeccioso para inducir immunidad específica y duradera en el huésped. Se valora mediante la proporción de infectados que adquieren una resistencia efectiva contra el agente.

Inmunosuprimida (persona). Aquella que recibe un tratamento inmunosupresor que disminuye o afecta su capacidad de respuesta inmunitaria, por ejemplo, para evitar el rechazo en un trasplante de órgano.

Linaje de virus gripal. Subtipo de virus gripal establecido en una especie animal.

Mascarilla quirúrgica. Mascarilla de unas tres capas de tejido no tejido (*non vowen*) utilizada para retener y filtrar las gotas que son expulsadas al respirar, toser, estornudar y hablar, y que contienen microorganismos procedentes de las vias respiratorias. También tienen una acción protectora sobre la salud de aquellos que han de mantener un contacto cercano (a menos de un metro de distancia) con personas que tosen y estornudan, que pueden transmitir microorganismos patógenos. Deben cubrir la nariz y la boca y ser repelentes a fluidos.

Mecanismo de transmisión. Conjunto de pasos o vía mediante los cuales un agente infeccioso pasa de una fuente de infección a un huésped.

Médicos centinela (sistema de vigilancia de). Equipo de médicos distribuido por el territorio que recoge de forma sistemática datos sobre asistencia y visitas médicas por síndrome gripal. Proporcionan la tasa semanal de casos de síndrome gripal.

Ministerio de Sanidad y Política Social. Organismo que desarrolla las competencias del Gobierno español en materia de salud. Coordina y articula las actividades destinadas a la atención sanitaria, vigilancia, prevención y control de la gripe en España. En su web puede obtenerse información relevante sobre la gripe (http://www.msps.es).

***Mismatch*.** Falta de concordancia entre la cepa gripal circulante y la de la vacuna estacional del año.

Mitigación. Actividades centradas en la adecuada asistencia de las personas infectadas, y en la vacunación y roporte de las de los grupos de riesgo.

Mutación. Substitución accidental de una base del ADN por otra base, de lo que resulta una modificación de la secuencia del ADN.

Mutaciones adaptativas. Acumulación de mutaciones conducente a la adaptación humana de un virus gripal procedente de otra especie animal.

Neumonía. Enfermedad infecciosa e inflamatoria que afecta a parte o a todo un lóbulo pulmonar.

Neuraminidasa (NA). Glicoproteína situada en la membrana externa del virus. Es uno de los antígenos de superficie de los virus gripales. Interviene en la fase final de liberación de los virus generados en la célula invadida.

Nueva gripe. Pandemia gripal por el virus virus A(H1N1) 2009 de origen porcino.

Número básico de transmisión. Cifra media de casos producida por una persona que padece una determinada infección, cuando entra o penetra en un grupo o comunidad que no tiene ninguna inmunidad frente a la misma. Técnicamente abreviado con el símbolo Ro.

Obesidad mórbida. Persona con un índice de masa corporal (IMC) por encima de 40 (IMC = peso en kg / talla en metros al cuadrado).

Onda pandémica gripal. Fuerte aumento de la incidencia de casos de gripe, por encima de los niveles epidémicos, con un pico máximo, que en el curso de una pandemia puede prolongarse durante semanas en una localidad, país o continente. Oleada.

OMS. Organización Mundial de la Salud. Su sede central se halla en Ginebra (Suiza) y su directora general es la doctora Margaret Chan. En su web puede obtenerse información relevante sobre la gripe (http://www.who.int/es).

Oseltamivir. Antiviral inhibidor de la neuraminidasa que se usa para el tratamiento y profilaxis de la gripe A y la gripe B. Algunas cepas virales presentan resistencia. Se administra por vía oral. Posibles efectos secundarios: náuseas y vómitos.

Pandemia. Epidemia humana que afecta a diversos continentes. Diseminación de un nuevo virus que al menos ha producido propagación sostenida en dos países de una misma Región de la OMS y en al menos un país de otra Región (OMS, 2009).

Pandemia de 1918. Gripe española. Producida por el subtipo A(H1N1). Enfermó cerca el 25-30% de la población mundial y ocasionó la muerte de unos 50 millones de personas.

Pandemia de 1957. Gripe asiática. Producida por el subtipo A(H2N2). Ocasionó la muerte de 4-5 millones de personas.

Pandemia de 1968. Gripe de Hong Kong. Producida por el subtipo A(H3N2). Ocasionó la muerte de un millón de personas.

Pandemia de 2009. Nueva Gripe. Producida por el subtipo A(H1N1) 2009.

Pandemrix®. Nombre comercial de la vacuna antigripal monovalente contra el virus pandémico A(H1N1) 2009, preparada por el laboratorio GlaxoSmithKline. Contiene el adyuvante AS03.

Paracetamol. Acetominofeno. Medicamento analgésico y antipirético de potencia parecida a la Aspirina® pero sin acción antiinflamatoria. No causa irritación gástrica. Se administra por vía oral o rectal.

Patogenicidad. Capacidad de un agente infeccioso para producir enfermedad. En los humanos se suele valorar mediante las tasas de visitas médicas, de hospitalizaciones y de ingresos en UCI.

Patógeno. Agente infeccioso capaz de causar enfermedad en un huésped humano o animal.

PCR. Reacción en cadena de la polimerasa (*Polymerase Chain Reaction*). Técnica molecular de amplificación de un fragmento de ADN, que permite obtener cantidades de ADN suficientes para identificar con elevada probabilidad virus o bacterias causantes de una enfermedad. También permite detectar los virus ARN, pues cuando se aplica el enzima transcriptasa inversa sobre el ARN, lo transforma en ADN. Tiene una elevada sensibilidad.

Periodo de incubación. Intervalo de tiempo entre el inicio de la exposición al agente infeccioso y la aparición del primer signo o síntoma de la enfermedad. Es específico del agente infeccioso. De 1 a 3 días en la gripe estacional.

Periodo de transmisibilidad. Intervalo de tiempo durante el que un enfermo transmite determinada enfermedad infecciosa. Es específico del agente infeccioso. En la gripe la transmisión se inicia un día antes del inicio de los síntomas, y finaliza 5-7 días después o al resolverse la sintomatología.

Portador. Persona que sin presentar manifestaciones clínicas de la enfermedad, disemina microorganismos.

PR8. Cepa del virus gripal A(H1N1) aislada en Puerto Rico en 1934 (A/Puerto Rico/8/1934), que habitualmente se usa para la preparación de vacunas antigripales A. La cepa constituye el esqueleto del virus al que, mediante reordenación genética, se añaden los antígenos de superficie HA y NA de la cepa de la vacuna que se desea preparar.

Profilaxis. Administración de medicamentos con carácter preventivo a personas que tras ser expuestas a una persona o animal infectado o a una fuente de infección, podrían desarrollar la enfermedad.

Programa vacunal. Conjunto de actividades sanitarias dirigidas a una población para conseguir, mediante la administración de vacunas, disminuir o eliminar la presencia de determinada enfermedad infecciosa.

Protector respiratorio de partículas. Equipo de protección individual en forma de mascarilla que filtra el aire inhalado y protege frente a los microorganismos patógenos transmitidos por aerosoles de tamaño reducido. Existen diversos tipos en función de la eficacia mínima de filtración y de la fuga total hacia el interior. Los equipos certificados en Europa dependen la eficacia total, que es una combinación de los parámetros de eficiencia de filtrado y capacidad de ajuste; son los denominados: FFP1 (eficacia total mínima del 78%), FFP2 (eficacia total del 92%) y FFP3 (eficacia total del 98%).

Proteínas. Moléculas fundamentales de los seres vivos, formadas por cadenas lineales de aminoácidos unidos según un orden determinado, fijado por la secuencia del correspondiente gen codificador.

Reacción adversa. Cualquier respuesta a un medicamento que sea nociva y no intencionada, y que tenga lugar a dosis que se apliquen normalmente en el ser humano para la profilaxis, el diagnóstico o el tratamiento de enfermedades, o para la restauración, corrección o modificación de funciones fisiológicas.

Región de la OMS. Regiones administrativas de la OMS. Son seis: Europa (capital Copenhague), América (Washington), África (Brazzaville), Medio Oriente (Cairo), Paífico Occidental (Manila) y Ásia suroriental (Nueva Delhi).

Relenza®. Nombre comercial del antiviral Zanamivir, de administración por vía inhalatoria, preparado por el laboratorio GlaxoSmithKline.

Reordenación genética. Proceso por el cual los genes de dos o más virus gripales, se ensamblan según una determinada combinación, y pasan a constituir un nuevo subtipo o cepa, que posee características de los virus parentales. Puede producirse por vía natural o bien en el laboratorio, por ejemplo, en el proceso para elaborar una vacuna.

Replicación del ADN/ARN. Mecanismo mediante el cual una molécula de ADN o de ARN (en virus de ARN) se reproduce de forma idéntica a si misma, por efecto de las polimerasas.

Reservorio. Persona, animal, artrópodo, planta o material inanimado donde el microorganismo vive y se multiplica en condiciones normales, y del cual depende para su supervivencia. Nicho ecológico. Cuando el reservorio es exclusivamente humano, las enfermedades se propagan de persona a persona.

Reservorio aviar. Reservorio natural de los virus A. Enorme y móvil reservorio constituido por las aves acuáticas migratorias en el que se perpetúan los virus gripales.

Resistencia de un agente infeccioso. Capacidad de resistir o de dejar de ser sensible a los antibióticos y antivirales. Se aplica a bacterias y virus.

Restricción de huésped. Propiedad biológica que impide el paso de virus gripales de una especie a otra. Barrera inte-respecie.

Salto de especie. Paso de un virus desde un reservorio animal al ser humano, en el que establece un nuevo ciclo de propagación y ya no mantiene ninguna implicación con animales. Por ejemplo, el VIH (virus de la inmunodeficiencia humana) y el virus de la gripe A(H1N1) 2009.

Segmento del genoma. Fragmento independiente que en los virus gripales contiene parte de la cadena de ARN.

Sello pandémico. Características propias de la gripe pandémica que la diferencian de la gripe estacional.

Serología. Estudio de las propiedades inmunitarias del suero sanguíneo

Sida. Síndrome de inmunodeficiencia adquirida producido por el virus de la inmunodeficiencia humana (VIH).

Síndrome de distrés respiratorio agudo (SDRA). Insuficiencia respiratoria grave por edema pulmonar asociado a un aumento de la permeabilidad de la barrera alvéolo-capilar. Secundario a daño pulmonar agudo.

Síndrome de Guillain-Barré. Trastorno neurológico de tipo autoimunitario, en que el sistema inmunológico del cuerpo ataca a una parte del sistema nervioso periférico. Se manifiesta por debilidad y hormigueo en las extermidaddes que pueden evolucionar a parálisis. Es poco frecuente, siendo la tasa de aparición esporádica en la población de 1-2 casos por 100.000 habitantes y año.

Síndrome de Reye. Cuadro de encefalopatia grave y hepatopatía aguda que afecta fundamentalmente a niños y adolescentes. Su aparición se ha asociado con una infección previa por varicela, gripe o un proceso febril y la administración de ácido acetilsalicílico (Aspirina®).

Síndrome gripal. Conjunto de síntomas gripales producido por el virus de la gripe o por otros agentes que igualmente causan infección de las vías respiratorias.

Síndrome respiratorio agudo grave (SARS). Enfermedad infecciosa producida por un *Coronavirus* que emergió en China continental a finales de 2002. En 2003 se extendió por 28 países. El cuadro clínico consistía en una neumonía grave que se propagaba de persona a persona. Fue controlada en julio de 2003 mediante la detección de los casos y su aislamiento. No se dispuso de ninguna vacuna ni medicamento antiviral. Afectó 8.447 pacientes y ocasionó 811 defunciones. Generó una notable alarma mundial y tuvo un gran eco mediático.

Subtipo viral. Subtipo de virus gripal A. Definido por los tipos de antígenos principales HA (hemaglutinina) y NA (neuraminidasa) que posee. Por ejemplo, el subtipo A(H3N2) posee una HA de tipo H3 y una NA de tipo N2.

Susceptibilidad de la población. Situación de falta de inmunidad de una mayor o menor parte de la población ante determinado virus gripal.

Tamiflu®. Nombre comercial del antiviral Oseltamivir, de administración oral, preparado por el laboratorio Roche Farma.

Tasa de ataque clínica. Porcentaje de sujetos que en una epidemia presentan manifestaciones clínicas de la enfermedad.

Tasa de ataque serológica. Porcentaje de sujetos que en una epidemia presentan respuesta serológica.

Tasa de letalidad. Porcentaje de defunciones en relación al total de sujetos que presentan síntomas de la enfermedad.

Tasa de mortalidad. Número total de defunciones por 1.000, 10.000 o 100.000 habitantes/año debida a una causa especifica.

Tiempo de generación. Número medio de días que el virus gripal necesita para pasar de una persona a otra, infectada por la primera. Es de 1-3 días en la gripe estacional.

Timerosal. Compuesto orgánico contenido en los viales vacunales multidosis utilizado como preservante para evitar la contaminación bacteriana debida al uso repetido del vial. Deriva del etilmercurio, no del metimercurio. Éste último procede de fuentes alimentarias, como por ejemplo el consumo de peces depredadores que viven en aguas contaminadas con mercurio y ha sido asociado a alteraciones producidas en el desarrollo neurológico de los niños. Según diversos estudios, dichos efectos no han sido observados con el uso del etilmercurio. Su utilización en las vacunas cuenta con la autorización de la OMS y de todas las agencias reguladoras del ámbito.

Tormenta de citoquinas. Reacción excesiva del sistema inmunitario de las personas jóvenes ante una agresión infecciosa, que induciría una severa disfunción de los sistemás orgánicos. Es un hipótesis explicativa de la naturaleza devastadora de la gripe pandémica en un subgrupo de sujetos jóvenes que presentan un cuadro clínico muy grave.

Transmisibilidad. Capacidad de un agente infeccioso para propagarse de un huésped a otro causando enfermedad. Se mide principalmente mediante el número básico de reproducción.

Transmisión directa. Cuando existe un contacto inmediato del huésped susceptible con la fuente infectiva, que puede ser un enfermo o un portador, o con sus secreciones y otros productos con capacidad para infectar. La transmisión suele ser breve y permite la entrada de gran cantidad de microorganismos.

Transmisión indirecta. Cuando entre la fuente de infección y el receptor existe una separación en distancia y/o tiempo.

Transmisión por contacto. Mecanismo de propagación directo de una enfermedad infecciosa a través de las manos, el contacto directo de piel o mucosas, o mediante objetos contaminados.

Transmisión por gotas. Mecanismo de propagación directo de una enfermedad infecciosa a través de las gotas que se producen al toser o estornudar. Puede alcanzar hasta un metro de distancia.

Transmisión por el aire. Mecanismo de propagación indirecto de una enfermedad infecciosa. Tiene lugar cuando los patógenos se transmiten por el aire a cierta distancia mediante un aerosol de gotitas muy pequeñas. Los agentes infectivos se hallan en núcleos goticulares y polvo, que son diseminados a distancia. Es poco frecuente en la gripe, aunque puede producirse en procedimientos médicos y de enfermería sobre las vías respiratorias.

Transmisión sostenida. Propagación abierta y continuada, de persona a persona, de un agente infectivo, en la comunidad.

Tratamiento. Administración de medicamentos, productos naturales o alimentarios, realización de intervenciones quirúrgicas y otras actuaciones, a una persona o animal, con el fin de curar una enfermedad o lesión, o bien para corregir o modificar una función fisiológica.

UCI. Unidad de cuidados intensivos o servicio hospitalario dedicado a la atención de pacientes en situación crítica.

Umbral epidémico. Cifra relativa de casos indicadora de que la diseminación de la gripe ha alcanzado, en una Comunidad Autónoma o en España, el nivel de epidemia. Según el sistema de vigilancia de médicos centinela, en España el umbral epidémico se halla establecido en **60** casos de gripe por 100.000 habitantes/semana. Puede ser diferente en el ámbito de cada Comunidad Autónoma. Se obtiene a partir de los datos proporcionados por el sistema de médicos centinela de cada Comunidad, además de tener en cuenta la experiencia de los años anteriores en la zona.

Vacuna. Preparado antigénico obtenido a partir de microorganismos o de sus fragmentos proteicos, que induce una inmunidad activa frente a determinadas enfermedades infecciosas, con un riesgo mínimo de reacciones locales o generales.

Vacuna atenuada. Vacuna preparada a partir de microorganismos que han perdido su virulencia después de un prolongado crecimiento en cultivos de laboratorio, pero que conservan su antigenicidad.

Vacuna adyuvada. Vacuna que incorpora una substancia adyuvante que estimula la respuesta inmunitaria.

Vacuna combinada. Vacuna en que se asocian antígenos de diversos microorganismos.

Vacuna de virus entero. Vacuna antigripal que contiene el virus entero, sin fragmentar.

Vacuna de subunidades. Vacuna antigripal que solamente contiene los antígenos superficiales HA y NA, habiendo sido eliminado el resto de componentes del virus.

Vacuna fraccionada. Vacuna en que el agente infectivo, por ejemplo, un virus, ha perdido su integridad y todos sus componentes han sido fragmentados.

Vacuna inactivada o muerta. Vacuna obtenida a partir de microorganismos cultivados y tratados posteriormente con irradiación ultravioleta, calor, formol, alcohol o aldehidos.

Vacuna monovalente. Vacuna que contiene un solo tipo antigénico o una sola cepa viral, por ejemplo, la vacuna específica contra la gripe A(H1N1) de 2009.

Vacuna trivalente. Vacuna que contiene tres cepas virales de un mismo microorganismo, como la vacuna habitual contra la gripe estacional que contiene dos cepas de la gripe A (H1N1; H3N2) y una de la gripe B.

Ventilación mecánica. Procedimiento de respiración artificial que emplea un ventilador mecánico para mejorar los síntomas y reducir las complicaciones de la insuficiencia respiratoria aguda. Procedimiento de soporte vital.

Vigilancia epidemiológica. Conjunto de actividades dirigidas a recoger y a analizar la información sobre un problema que afecta la salud de la población, por ejemplo, una epidemia de gripe en una zona.

Viremia. Presencia de un virus en el torrente sanguineo, circunstancia que facilita su diseminación a todo el organismo.

Virión. Partícula de un virus. Compuesto por una cápside de proteínas que envuelve al ácido nucléico, que puede ser ADN o ARN. Puede tener una membrana protectora.

Virulencia. Capacidad de un agente infeccioso para producir enfermedad grave. Se valora mediante la tasa de letalidad.

Virus. Agente infeccioso submicroscópico que sólo puede crecer o reproducirse cuando invade una célula huésped. Se compone solamente de material genético.

Virus A(H1N1) de 1918. Virus que causó la pandemia de 1918 y circuló hasta el año 1957. De origen aviar, aunque se desconoce el tipo de ave donadora. A través de un salto de especie pasó a formar parte de los virus de propagación interhumana.

Virus A(H1N1) de 1977. Variante del virus de 1918 que reapareció en el año 1977, al parecer tras haberse escapado accidentalmente de un laboratorio de investigación de virus. Al producir casos y epidemias de gripe, especialmente en jóvenes, una de sus cepas fue introducida en la vacuna trivalente contra la gripe estacional.

Virus A(H1N1) de 2009. Variante del virus de 1918. De origen porcino. Procede de la reordenación de las cepas gripales porcinas, norteamericana y euroasiática. Emergió en México y sur de California, en marzo-abril de 2009. Al detectarse los primeros casos se observó que ya poseía una propagación sostenida en la comunidad. Ha producido la pandemia gripal de 2009.

Virus A(H2N2). Virus causante de la pandemia de 1957. Procedente de la reordenación del virus H1N1 de 1918 con segmentos genómicos de origen aviar. Dejó de circular en el año 1968 al emerger el virus H3N2.

Virus A(H3N2). Virus causante de la pandemia de 1968, que ha seguido circulando hasta la actualidad ocasionando casos y epidemias; por ello una de sus cepas se incluye en la vacuna estacional. Procede de la reordenación del virus H2N2 de 1918 con segmentos genómicos de origen aviar.

Virus A(H5N1). Virus aviar que desde 2003 hasta septiembre de 2009 ha producido más de 440 casos de gripe humana notablemente grave, en sujetos expuestos a aves domésticas enfermas. Los países con más casos han sido: Indonesia, China, Vietnam, Tailandia, Egipto y Turquía. Hasta el momento no ha dado lugar propagación interhumana. Si se adaptara al ser humano podría producir una pandemia. Es objeto de notable vigilancia epidemiológica por parte de la OMS.

Virus aviares de alta y baja patogenicidad. Cepas que causan infección gripal en las aves domésticas. Las de alta patogenicidad causan infección grave; las de baja patogenicidad un cuadro leve.

Virus de la gripe A. Virus del género *Influenzavirus* A. Incluye diversos subtipos humanos y animales y múltiples variantes menores. De notable relevancia clínica y epidemiológica.

Producen la gripe estacional y han dado lugar a las pandemias gripales. Experimentan una notable deriva antigénica.

Virus de la gripe B. Virus del género *Influenzavirus* B. De forma periódica producen epidemias estacionales de gripe. No han originado pandemias. No existen subtipos ni reservorio animal. Su deriva antigénica es limitada.

Virus de la gripe C. Virus del género *Influenzavirus* C. Producen casos esporádicos de gripe. De importancia clínica limitada. No ocasionan epidemias estacionales ni pandemias. Su deriva antigénica es mínima.

Zanamivir. Antiviral inhibidor de la neuraminidasa que se usa para el tratamiento y la profilaxis de la gripe A y la gripe B. Se administra por vía inhalatoria. Posibles efectos secundarios: broncoespasmo, deterioro de la función ventilatoria, diarrea, náuseas. Su uso se halla contraindicado en pacientes asmáticos o con enfermedad pulmonar obstructiva crónica.

Zoonosis. Transmisión ocasional de un agente infectivo a humanos desde un reservorio que forma parte de un ciclo de transmisión en animales, sin que ello suponga la generación de un nuevo ciclo de transmisión en humanos. Por ejemplo, la peste o la fiebre amarilla.